U0388833

第2版

儿童哮喘

问答

主　编　陈育智　刘传合

编写人员 （以姓氏笔画为序）

马　煜　朱春梅　李　硕　李志英
沙　莉　宋　欣　陈　超　罗雁青
赵　京　曹　玲　康小会　邵明军

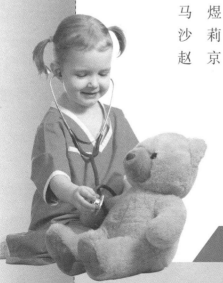

人民卫生出版社

图书在版编目（CIP）数据

儿童哮喘问答 / 陈育智，刘传合主编 . —2 版 . —北京：人民卫生出版社，2017

ISBN 978-7-117-25589-9

Ⅰ.①儿… Ⅱ.①陈…②刘… Ⅲ.①小儿疾病 – 哮喘 – 诊疗 – 问题解答 Ⅳ.①R725.6-44

中国版本图书馆 CIP 数据核字（2017）第 285893 号

| 人卫智网 | www.ipmph.com | 医学教育、学术、考试、健康，购书智慧智能综合服务平台 |
| 人卫官网 | www.pmph.com | 人卫官方资讯发布平台 |

儿童哮喘问答
第 2 版

主　　编：陈育智　　刘传合
出版发行：人民卫生出版社（中继线 010-59780011）
地　　址：北京市朝阳区潘家园南里 19 号
邮　　编：100021
E - mail：pmph @ pmph.com
购书热线：010-59787592　　010-59787584　　010-65264830
印　　刷：三河市博文印刷有限公司
经　　销：新华书店
开　　本：850×1168　　1/32　　印张：4
字　　数：104 千字
版　　次：2009 年 1 月第 1 版　　2018 年 1 月第 2 版
　　　　　2018 年 1 月第 2 版第 1 次印刷（总第 4 次印刷）
标准书号：ISBN 978-7-117-25589-9/R·25590
定　　价：16.00 元

前　言

　　支气管哮喘(简称哮喘)是最常见的慢性气道疾病之一,可影响所有年龄人群,目前全球已有3亿哮喘患者,其患病率仍在上升。近一半哮喘患者其症状起始于儿童时期,且常为儿童早期。支气管哮喘已成为严重的公共卫生问题,从而引起了各国卫生部门和公众的关注。

　　近年全国儿童哮喘协作组完成的第三次全国城市儿童哮喘流行病学调查结果显示,我国14岁以下儿童哮喘患病率已从1990年的1.09%上升到3.02%,个别城市高达7.57%。哮喘已成为我国儿童时期最常见的慢性呼吸系统疾病。支气管哮喘发作时可危及生命,其反复发作严重影响儿童的学习和生活,成为造成儿童缺课,体育和家庭活动减少,影响家庭成员工作的重要原因,部分儿童哮喘延续到成年,进而影响其就业和工作。

　　所幸的是,医学科学的发展已使我们对支气管哮喘发生和发展的规律有了充分了解,虽然暂时我们还不能很快将其治愈,但完全可以对其进行有效的管理,使绝大部分患儿达到良好控制,可正常学习,正常参加体育锻炼和各种活动,像正常人一样快乐生活。

多年来,首都儿科研究所哮喘防治与教育中心始终坚持在我国推行全球哮喘防治指南,取得了丰富的哮喘诊治经验。根据二十余年临床实践中遇到的令患儿家长困惑的问题而编写了本书,希望能够帮助家长及患儿全面认识支气管哮喘这一疾病,指导日常生活,有效进行预防和监测,以及发作后如何进行急救或进行家庭治疗,从而避免和减少急性发作,减少对正常生活和学习的干扰,充分享受美好生活。

本书中的蚕丝过敏、如何诊断及预防等内容由北京协和医院变态反应科文昭明教授提供,在此谨表深切谢意。为了进一步提高本书的质量,以供再版时修改,本书出版之际,恳切希望广大读者在阅读过程中不吝赐教,欢迎发送邮件至邮箱renweifuer@pmph.com,或扫描封底二维码,关注"人卫儿科",对我们的工作予以批评指正,以期再版修订时进一步完善,更好地为大家服务。

陈育智　刘传合

首都儿科研究所哮喘防治与教育中心
2017 年 12 月

第2版

目　录

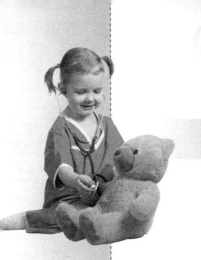

第一章

哮喘的定义及发病情况

? 1. 什么是哮喘

　　哮喘是支气管哮喘的简称,是一种常见的气道慢性炎症性疾病。它不同于一般的细菌、病毒等感染引起的炎症,而是一种非特异性的炎症,多数患者是过敏反应性炎症(也称之为变态反应性炎症),气道炎症会引起气道反应性增高。正常健康人在吸气时,气体通过口鼻腔到喉、气管、支气管,不会出现不适感。而哮喘患者由于气道反应性增高,对外界的刺激变得十分敏感,当哮喘患者遇到刺激(如冷空气、气候变化、吸入花粉、屋尘、尘螨、霉菌或动物皮毛等)时则引起气道收缩、狭窄,呼吸道管腔变小,则出现呼吸不畅,胸闷、憋气、咳嗽、喘息、呼吸困难等情况(医学上称之为气道阻塞症状),以上症状可轻、可重,常反复出现,从而使患者无法进行正常的运动或体力活动。哮喘严重发作时,由于气道严重阻塞,人体极容易出现缺氧的症状,如果得不到及时的救治可威胁患者的生命。但总体而言,以上症状经过恰当、系统的治疗,绝大多数患者不仅发作次数减少,且发作的严重程度也会减轻;如果能够完全遵照医嘱积极配合长期的治疗,大多数患者可以得到长期很好的控制,可以和正常人一样生活、工作和参加各种活动。

? 2. 什么是变态(过敏)反应

"变态反应"顾名思义是指机体的一种异常(非正常态的)的免疫反应,又称过敏反应。也可以说,变态反应是一个医学学术用语,过敏反应更通俗一些。通常人们受到感染时,体内便产生抗体,帮助战胜感染的侵袭,并可以预防再次被感染,这是一种正常的免疫反应。正常人接触花粉,食用一些蛋白食物后不会发生反应。而过敏体质的人,在首次接触了植物花粉、屋尘微粒、动物皮毛、一些食物等物质之后,体内产生一种特殊抗体(IgE),这种抗体在正常人体中很少,它是血清中最少的免疫球蛋白,这种抗体结合到皮肤或黏膜中的一种特殊的细胞上(肥大细胞),当患者再次接触到上述过敏物时,它可以引起肥大细胞释放一些过敏炎症介质(如组胺等),发生像瀑布一样的反应,导致过敏介质的大量释放,引起哮喘、变应性鼻炎、过敏性结膜炎、荨麻疹等。特应性哮喘实际上就是发生在下呼吸道的过敏反应,也就是变态反应。

? 3. 世界哮喘患病情况

支气管哮喘是全球最常见的慢性呼吸道疾病之一。近年来,世界各国哮喘患病率均呈明显上升趋势。据估计,全球约有3亿哮喘患者,目前中国约有3000万哮喘患者。国际有关机构预测,到 2025 年,世界人口将显著增多,城区人口比例将从 45% 增长到 59%,在未来的 20 年里,世界范围内哮喘患病情况会有显著增长,届时,全球哮喘患者将会再增加 1 亿。全球哮喘负担报告提示,目前哮喘患者的死亡率为 0.4%。全球由于哮喘造成的伤残调整生命年(disability adjusted life years,DALYs)估计每年达到 1500 万,约占总 DALYs 的 1%。这组数据反映了哮喘较高的发病情况和严重程度。由于哮喘而丧失的 DALYs 与糖尿病、肝硬化和精神分裂症等疾病相当,所以备受关注。据世界卫生组织报告,每年有 25 万哮喘患者死亡,其中在与哮喘相关的死亡中有 80%~90% 都是可以避免的,大多数死亡主要归因于患者对自身疾病未予重视,不恰当的长期治疗和哮喘发作时没有得到及时救治。

⑦ 4. 中国儿童哮喘患病状况

全国儿科哮喘协作组分别于 1990 年、2000 年、2010 年进行了 3 次全国规模的城市儿童哮喘患病率及诊治状况的调查。调查结果显示,我国城市儿童哮喘患病率已从 1990 年的 0.9% 上升到 2010 年的 3.02%,患者数急速升高,基本上是每 10 年上升 50%。2010 年调查发现,哮喘对儿童的学习影响很大,其中因哮喘免体育课者占 2.1%,缺课 10 天以上者占 14%,其中缺课超过 2 个月者占 3.8%。因孩子哮喘发作,家庭成员工作也受很大影响,其中每年家庭成员误工 10 天以上者占 19.2%,因患儿哮喘家长常年不能工作者占 2.1%。因哮喘发作每年额外花费 2000 元以上者占 68.6%,大于 5000 元者占 27.6%。

2012~2013 年亚太地区哮喘现状调查项目对上海、北京、广州 405 例哮喘患者进行了调查,结果显示,他们的哮喘控制状况与 GINA(全球哮喘防治创议)方案中提到的哮喘长期管理目标相去甚远。调查显示,在过去 1 年中,中国大陆共有 22% 的成人和 49% 的儿童哮喘患者因为哮喘而误工、误学。有 33% 的患者要看急诊,15% 曾住院,22%(49%)仍有误工(缺课),42% 的患者从来未做过肺功能监测,高达 27% 的患者至少每周有一次因哮喘发作影响睡眠。在大城市哮喘症状控制尚如此不佳,农村及边远地区哮喘的诊断和病情控制情况则可能更差。2000 年调查结果显示,在北京农村中,仅有 48.9% 的患者被正确诊断了哮喘,并吸入激素治疗作为目前首选安全有效的哮喘控制方法;2010 年北京农村调查中仅有 35.6% 使用过激素。此外,哮喘患者自身和临床医师也缺乏足够的对患者的监测机制,只有 2% 的人拥有峰流速仪,1% 的患者每天使用峰流速仪。

❓ 5. 什么人易患哮喘

哮喘可发生在各种族任何年龄人群,包括婴幼儿、儿童、成年人,但以儿童多发。儿童平均哮喘患病率为 0.3%~9.2%,地区间有差异。一个人是否会患哮喘与很多因素有密切关系,如遗传史、个人体质、居住环境、生活习惯等。这个疾病是否发生由过敏体质(特应性体质)的内因和刺激因素的外因两者共同决定。特应性体质的人如果不接触外界变应原,可能不会发生哮喘或引起哮喘发作。年幼儿童哮喘的发生与成人有所不同,很多年幼儿童的喘息发作常由呼吸道病毒感染引起,其过敏并不明显。如果体质增强,免疫力增加,不发生呼吸道感染,则哮喘很少发作(由于儿童处于快速发育阶段)。总体上,儿童哮喘预后较好。

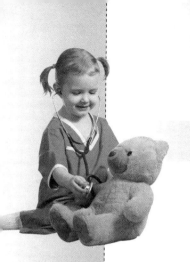

第二章

哮喘的病因
及诱因

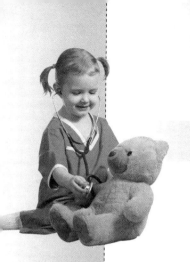 6. 儿童哮喘的病因有哪些

哮喘的发病原因非常复杂,受到内在的遗传因素和外在的环境因素两个方面的作用。遗传因素指哮喘患者先天具有的特应性素质,这种特应性素质可使哮喘患者的气道对各种变应原呈高反应性、高敏状态,即自身就具备高度敏感的体质。此外,环境因素中各种吸入性变应原、食物性变应原、刺激性气体、职业性化学物质及呼吸道感染、冷空气、运动、精神因素等,也是导致哮喘发生、发展的重要原因。

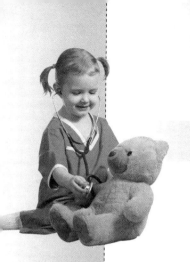 7. 哮喘与感染有关吗

一般来说,大部分儿童哮喘发作与感染有一定关系。在我国儿童哮喘调查中发现,哮喘儿童中 87.6% 的患者因呼吸道感染和天气变化诱

发喘息症状的发生,所以预防呼吸道感染对防止哮喘的发生具有一定的作用。上呼吸道感染(俗称感冒)大多由病毒感染所致,有些病毒可以诱发机体出现高敏状态,诱发哮喘症状的发生。呼吸道感染诱发的哮喘发作,使用抗生素治疗并不能控制哮喘症状,所以由病毒感染诱发的哮喘发作时不应该使用抗生素治疗。另外,国外研究发现,儿童早期哮喘,不恰当的使用抗生素可能与儿童哮喘的发生有关,更应当杜绝抗生素的不恰当使用。

❓ 8. 哮喘与过敏有关吗 ··

不同哮喘患者或同一患者,其哮喘发作时的特点,各式各样,诱因各异,但绝大部分与过敏有关。其中引起过敏的物质,在医学上称之为变应原。在生活中变应原种类繁多,随处可见,当哮喘患者接触到这些变应原时可以诱发哮喘症状的发生。比如,有的患者对某种花粉过敏,只要接触到该花粉就立刻引起哮喘发作。人们在生活中接触到的变应原千千万万种,然而,目前医学上能够检测的变应原种类还是有限,很难把生活中的全部变应原检测到,所以有的患者可能查不到有明确的过敏因素。从 2010 年北京市城区调查的情况来看,81.7% 的哮喘儿童对常见的吸入性变应原过敏。另外,在调查中还发现,有相当部分的哮喘患者为过敏体质,他们不仅患哮喘,同时也伴有其他过敏性疾病,如湿疹、荨麻疹、变应性鼻炎、过敏性结膜炎、药物过敏等。

❓ 9. 引起哮喘发作的诱因有哪些 ··

哮喘发作的诱因很多,每个人的诱发因素也不尽一样。目前,对哮喘患者的调查研究发现,诱发喘息症状的主要因素为呼吸道感染、天气变化、接触过敏物质、闻到油烟、香烟等刺激性气味或接触屋尘等,也有一些人在运动后发病,而婴幼儿哮喘发作则以病毒性呼吸道感染诱发为主。情绪过度紧张、激动(大哭、大笑)甚至害怕心理,在气道反应性高的患者亦可引起哮喘发作。

10. 环境与哮喘发作有关吗 ·····

　　总的来说,环境与哮喘有一定关系。据统计调查,温暖潮湿的地区比寒冷的地区患者人数多。有的患者感觉换了环境,哮喘发作情况有所改善。但得了哮喘是否就需要换环境,则不一定。有的人换了环境病情暂时有所改善,有人则没有改善,主要是哮喘的病因复杂。例如,特应性哮喘患儿目前的居住环境正好是其过敏的变应原最多的地方,由于时常接触到这些变应原,哮喘发病也频繁,一旦患儿换到一个新的环境,针对他的变应原减少,哮喘发作次数自然就明显减少了,此时更换住处就有好处。而对过敏不明显的哮喘患者,如感染性内源性哮喘,换了环境效果也不明显,也就没必要换环境。还有的患者,刚搬家后哮喘发作明显较少,但过了一段又频繁发作。因此,为了改善病情简单地采取搬家的做法不可取。但有一点值得肯定的是,居室环境中家具力求简单、易清洁,经常打扫卫生,保持清洁,对减少患儿哮喘发作多是有帮助的。

11. 家居环境控制对减轻过敏 ····· 有帮助吗

　　如果能正确地对家居环境进行控制,对减轻过敏是有帮助的。道理很简单,如果某种变应原是引起过敏症状的主要原因,那么将该变应原与患者隔离或将该变应原的量或浓度降到很低,则会减轻患者的过敏症状,这一点早已被国内外的专家所证实。通常情况下,患者暴露的变应原水平降低后,患者的过敏症状会随之减轻。有研究显示,如果能持续隔离变应原8个月左右,患者的过敏反应阈值会有所上升,也就是说患者可以承受比以前更多的变应原而不引起过敏反应。

很多人会有这样一种观点,认为暴露于变应原的机会越多,机体承受变应原的能力越强。事实并非如此,患者接触变应原的量和时机很重要,因为过敏体质的患者在其机体处于高度敏感状态下,接触非常少量的变应原也可能引起过敏症状。所以说,无论您对一种或几种物质过敏,成功地避开哪怕只是其中的一种,都是有意义的。

12. 哮喘患儿日常生活中要注意哪些情况

在日常生活护理中应当注意以下事项:

(1) 尽量避免或减少呼吸道感染的机会,在呼吸道疾病流行季节或家庭中有呼吸道感染患者时应格外注意护理。

(2) 避免接触变应原及其他诱发因素(如花粉、霉菌、动物皮毛、刺激性气味、香烟等),患者自己及患者密切接触的人员应尽量避免吸烟。

(3) 在寒冷的环境中适当保暖。

(4) 空气清新时应加强体格锻炼,增强体质。

(5) 诊断为"运动性哮喘"的患者,应积极进行抗哮喘治疗(吸入激素、口服孟鲁司特钠),可以在运动前吸入支气管舒张药(如沙丁胺醇)。

(6) 平时生活、活动、学习、工作要有一定节制,情绪要乐观。

（7）如有明确食物过敏史,应予避免,但要有的放矢,不要过多忌口,保证充分营养及维生素摄入。平时食物勿过咸、过甜。

（8）遵照医嘱,坚持使用长期控制药物可以有效控制和预防哮喘发作,中～重度以上患者通常需要长期吸入激素。

13. 打扫居家卫生的注意事项

（1）以湿抹布或吸尘器打扫,避免使用扫把,以减少尘土飞扬。

（2）打扫时,打开窗户保持空气流通。

（3）注意检查储物柜,书架及移动家具,防止霉菌、尘螨、蟑螂等滋生。

（4）浴室瓷砖、墙角、水池边应经常刷洗,以免潮湿易生霉菌。

（5）避免在屋内喷洒杀虫剂。

（6）打扫卫生时哮喘患者使用口罩,以免吸入空气中变应原。

14. 哮喘遗传吗

哮喘不是典型的通常概念上的遗传病,但哮喘与遗传有一定的关系。在门诊患者和哮喘患病调查中常可以看到,哮喘患儿家族中常常有哮喘、变应性鼻炎、特应性皮炎等过敏性疾病患者。父母有哮喘,尤其是母亲有哮喘,则其子女发生哮喘的可能性非常大,这并不意味着一定发生。因此,父母患有哮喘其子女不一定就患哮喘,只是比别的孩子容易患哮喘,或者说患哮喘的机会多些,医学上叫遗传倾向。

不过,家庭各成员的哮喘严重程度并不同,就是说,患儿的哮喘发作程度与亲属的并不一致,可轻可重。

⑦ 15. 患儿夜间发作怎么办

哮喘症状多在夜间发作或加重,这种情况下,很多家长不知所措,也害怕出现意外,所以家长要学会哮喘的临时应急止喘药,尽快止喘。

(1)当患儿出现哮喘发作迹象时(如刺激性干咳、打喷嚏等),应及时服用抗过敏药物。

(2)患儿出现咳嗽尤其夜间咳嗽时,不一定要等到喘息发作,即可在常规使用哮喘控制药物的基础上,临时吸入气雾剂如万托林或口服支气管舒张药如丙卡特罗、特布他林等,以阻止咳嗽或(和)喘息。

(3)如出现严重哮喘,用药后效果不明显,呼吸困难持续存在或缓解后又加重,应立即到医院就诊。

⑦ 16. 哮喘会影响孩子发育吗

孩子患了哮喘,多数家长担心影响孩子的正常生长发育。大多数哮喘发作不是很频繁,程度也不是很严重,且有足够营养补充,孩子的生长发育与正常儿童没有差异。如果儿童频繁重症发作,又长期得不到适当治疗,则可能因为影响到患儿正常生活,可能出现营养不良,桶状胸等,严重者影响身高。因此,如果正确诊断了哮喘,则需要根据其情况,接受正确治疗,以减少哮喘的反复或重症发作,使孩子像正常儿童一样生活和生长。

17. 哮喘患儿能正常上学吗

有些家长认为哮喘儿童不能去上学,待在家里可以减少发作次数。其实这种想法并不正确,除哮喘发作时应注意休息,减少活动外,哮喘儿童在症状控制的情况下是可以正常上学、参加体育活动,这样能使患儿保持良好的精神状态,减少精神负担,对哮喘治疗也有一定好处。同时,家长也要积极地与教师联系,主动介绍孩子的病情,以便在哮喘发作,尤其是严重发作的情况下,得到老师的及时帮助和指导。

18. 哮喘患儿的家长可以吸烟吗

由于哮喘儿童的支气管对刺激很敏感,很多患儿闻到烟味等刺激性气体后,会发生咳嗽,甚至剧烈咳喘,以致哮喘发作。所以孩子患有哮喘,其家人,尤其是家长不应该吸烟,如有吸烟,最好戒掉或至少不在室内吸烟。

19. 哮喘患儿家里可以养小动物吗

对于这一点不同医师有不同观点。有些患者猫毛、狗毛过敏原检测阳性,患儿接触后没有明显过敏反应;但有一些患儿接触这些动物后会有明显面部皮肤、眼、鼻症状,甚至明显哮喘发作,这一点是明确的,如患儿对羽毛、皮毛过敏,则不应该在家里养小动物。

为证实发病是否与小动物有关,可将家里养的小动物(如猫、狗等)暂时送到别人家里喂养。避免与小动物接触后,如症状有所改善,而当小动物回来时,症状有加重,即可确定它是哮喘的诱发因素,则不应该在家里继续养这些小动物。

　　小动物及其皮屑、毛发、唾液、粪便是强致敏原,即使现在不是患儿的致敏原,如果继续喂养随时可以成为患儿的致敏原,使哮喘加重。

ⓠ 20. 食物可以引起哮喘吗 ••••

　　食物引起哮喘发作的情况很少见,但少数患儿在食用某些食物后会引起哮喘的发作或鼻部症状。食物过敏引起的哮喘可能重复出现,比如有人吃了某种食物后哮喘就发作,不进食相应食物哮喘症状很少发生,而下次吃了同样的食物则症状复发,在这种情况下我们就会怀疑该种食物是哮喘发作的主要诱因。今后很长的一段时间内就不能再吃该种食物了。无论如何,食物引起哮喘的情况很少,很多食物过敏发生在婴幼儿期。婴幼儿过敏的食物以鸡蛋、牛奶为主,到2~3岁多数儿童这些过敏症状会明显好转。一旦确诊食物过敏,要禁食该种食物的时间很长,所以在没有确切证据之前不应随意诊断食物过敏诱发的哮喘。

ⓠ 21. 哮喘儿童饮食受限吗 ••••

　　食物引起哮喘很少见,所以一般情况下不应随意限制孩子的饮食。虽然皮肤变应原或取血变应原检查可能显示对某种食物呈阳性反应,但不意味着这种食物肯定是哮喘发作的诱因,还需进一步证实。盲目地限制患儿的饮食,容易造成营养不良,对孩子的病情和生长发育均无益处,所以不能轻易限制孩子的饮食。如确实怀疑发病与食物有关,还是应该请专门看哮喘或变态反应疾病的医师来帮助明确诊断或征求他们的意见。

22. 小儿哮喘饮食原则

　　通常提倡小儿食物的选择应遵循"六不过"原则,进食不宜过咸、过甜、过腻(如过多动物脂肪)、过激(如辛、辣、酒、浓茶等);不宜吃已证实的过敏食物(如蛋白、牛奶等)。食物的选择应根据个人过敏情况而定,如无过敏,不需忌口,应保证营养;进食不宜过饱;可适当补充含维生素或微量元素成分多的食物如海带、芝麻、核桃、花生、大豆及绿叶蔬菜等;宜食大枣、梨、橘、杏、罗汉果、莲子、萝卜等。

23. 哮喘患者能喝冷饮吗

　　哮喘患者的气道通常都有反应性增高,在饮用冰水时,食管的冰水刺激会使气管的温度降低,因而会产生支气管收缩现象。部分哮喘症状没有控制的患者或对温度特别敏感的患者,这种低温的刺激可能引起哮喘发作。因此,对于这部分哮喘患者需要暂时限制吃冰冷食物,但是当患者气道的高过敏状态因恰当使用控制药物治疗而获得改善时,患者可以适当享用冰冷食物。

24. 药物可以引起哮喘发作吗

　　某些药物是可以引起哮喘发作的,但非常少见。临床上阿司匹林在某些患者可引起哮喘的剧烈发作,这种药物性哮喘多见于成年人,儿童比较少见。如您的孩子对某种退热药过敏,再次感冒发热要使用退热药时,应向医师说明具体情况,避免服用含有相同成分的药物。还应强调对阿司匹林过敏者,可能对含有阿司匹林相同成分或类似成分的药物过敏,比如吲哚美辛、氟灭酸、保泰松、安乃近、安痛定、止痛片及其他退热止痛片。一般来说,对乙酰氨基酚较少引起哮喘。

 ## 25. 如何知道孩子患有支气管 哮喘、变应性鼻炎

当孩子在半夜或清晨起床时,经常出现不明原因的咳嗽、气喘,尤其在季节交替时,这些症状更是频繁出现,这时就要怀疑他是否患了特应性哮喘。

若孩子清晨醒来时,常发生不明原因的鼻痒、鼻塞,接着连续地打喷嚏、流清涕,平时喜欢挖鼻、揉眼,就应警惕他是否患了变应性鼻炎。

如果怀疑孩子患有特应性哮喘或变应性鼻炎,可以向专科医师咨询,他们会详细询问孩子病情,并做相应的辅助检查,根据结果,综合分析,作出判断。

 ## 26. 儿童过敏是如何形成的 ···

过敏是一种严重危害儿童健康的慢性疾病。过敏症状的出现常常是逐渐发展的过程,某个阶段某种过敏性疾病出现的机会较高。在新生儿早期,以食物过敏和湿疹为主,到了2~3岁时,支气管哮喘的症状渐渐增多,之后,当小孩长到学龄前(即3~6岁)时变应性鼻炎的症状却越来越明显。这里我们说的是普遍情况,具体到每个儿童,其情况会有所不同。

27. 有过敏家族史的儿童更容易发生过敏吗

是的。如果父母或同胞兄弟姐妹中有人发生变应性鼻炎、哮喘、湿疹等过敏性疾病，则其本人发生过敏的几率较正常人群升高。西方的食物过敏调查研究中发现，父母双方均无过敏性疾病的人群，其子女食物过敏的发生率为 5%~15%；父母一方有过敏性疾病，其子女食物过敏的发生率为 20%~40%；父母双方均有过敏性疾病，其子女食物过敏的发生率为 50%~70%。

 28. 常见的过敏症状有哪些

过敏的症状很多，在这里我们通过以下身体的常见部位进行简单介绍。

（1）皮肤症状：湿疹、皮肤苔藓样变、皮肤瘙痒（皮肤敏感是婴幼儿早期常见的过敏症状）。

（2）肺部症状：喘息、胸闷、呼吸困难、咳嗽。

（3）鼻部症状：打喷嚏、流鼻涕、鼻痒、鼻塞。

（4）眼症状：眼痒、结膜充血、流泪。

（5）肠道症状：便秘、吐奶、呕吐、腹泻、腹痛。

 29. 过敏儿童的家庭护理如何进行

过敏是由多种因素所造成的，通常包括环境和遗传两方面因素，其护理应从相应影响因素着手。

（1）环境因素：世界上千千万万的物质，都可能成为各种过敏性疾病的变应原。城市型污染物、精神压力等也会诱发过敏的发生。常见的变应原有尘螨、动物的毛发皮屑、霉菌、花粉等。

（2）遗传因素：流行病学调查中发现，父母双方没有任何的过敏家族史，其下一代发生过敏的几率为19%；若父母其中一方有过敏症状或疾病，下一代发生过敏的几率上升为32%；当父母双方都有过敏疾病时，下一代发生过敏的几率可高达84%。

年轻的父母们请留意您的孩子，尽最大的努力减少过敏的发生。具体可分为控制环境与改善体质两方面进行。

（1）控制环境：设法找出引起孩子过敏的变应原，尽量避免再接触以免发作。另外，室内温、湿度要保持平衡；空气要适度流通；哮喘未得到控制时不做剧烈运动；避免或少吃冰冷的食物；拒吸二手烟等。根据需要添置使用除湿机和空气净化器。

（2）预防过敏的发生：母亲在怀孕期要注意平衡饮食，避免过敏症的发生。

（3）饮食保健：正常添加辅食。添加辅食后每周逐步增加一种新的食物，由蔬菜、米（饭）、壳类食品、水果开始。婴幼儿饮食以清淡为好，调味料及色素尽量减少。

（4）增强体质：控制哮喘后，适度运动，逐步参加较剧烈的运动。

30. 为什么要尽早进行过敏原检查

大多数哮喘患者存在不同程度，不同种类变应原过敏，尤其是在接触特定环境出现鼻炎症状，皮肤症状，甚至哮喘发作的患儿，应尽早进行变应原检查，明确患儿是否存在变应原致敏，哪些变应原过敏及程度如何，从而可以采取有效的措施，加以避免，从而避免哮喘发作。另外，如果是螨虫为唯一或主要变应原，可视情况采取，脱敏治疗，达到长期控制的目的。

31. 如何诊断过敏

首先,年轻的父母一般可依据下列几种情形而高度怀疑孩子得了过敏症。

(1) 有过敏性疾病的家族史。

(2) 小时候即有异位性(特应性)皮炎,以后罹患其他过敏性疾病的几率增大。

(3) 每次感冒皆伴随喘鸣。

(4) 慢性咳嗽,尤其半夜、清晨时症状特别明显。

(5) 清晨起床后常会连续打喷嚏、觉得喉咙有痰。

(6) 时常觉得鼻子痒、鼻塞、眼睛痒,特别在整理物品、衣物时。

(7) 运动后或吃了冰冷食物会剧烈咳嗽。

(8) 固定的皮肤痒疹,冬天或夏天流汗时特别痒。

如果您去医院就诊专业医师,医师会做如下工作:

(1) 仔细询问病史:出现症状的频率和严重程度、遗传史、环境因素(居住条件,上学和休闲时的环境)接触宠物和烟草烟雾等;接触变应原和环境因素(包括季节和昼夜)之间的关系。

(2) 确定是否过敏:①皮肤点刺检查(SPT),采用标准化的点刺液和方法;②血清中总 IgE 和变应原特异性 IgE 测定。

32. 什么是皮肤过敏原检查

因为大多数儿童哮喘是由于过敏所致,有必要查找引起发病的过敏因素,所以患者在就诊时常做皮肤变应原检查,就是将哮喘患者常见的易引起过敏的物质经科学方法处理,制成提取液,用于皮内或点刺检查,观察皮肤反应,如果局部出现红肿、硬结、风团、发痒,说明患儿可能对该物质过敏,以供在预防和治疗哮喘中参考。

　　按诱发哮喘的途径不同,皮试项目分为吸入组和食物组。一般哮喘患者做吸入组,怀疑有食物性过敏可能的患儿做食物组。皮肤变应原试验显示的最常见变应原为尘螨、屋尘、霉菌、花粉、蟑螂、宠物皮毛等。

33. 血清过敏原特异性 IgE 测定(CAP)

　　可应用于各个年龄段儿童。测定血清特异性 IgE(sIgE)主要通过放射性免疫分析、酶联免疫吸附试验(ELISA)、化学发光法等实验。我国目前主要采用化学发光法、ELISA 和免疫印迹方法检测变应原。但检测获得的阳性结果必须结合临床表现和回避试验确定变应原种类。UniCAP 系统定量检测 sIgE 浓度被认为是体外检测 sIgE 的金标准。变应原 sIgE 的浓度高低有利于帮助判断变应原种类与临床表现之间的关系,当变应原浓度较高时发生临床症状和体征的可能性增高。由于小婴儿免疫系统发育尚不成熟,此时期低浓度的 sIgE 水平也可引起较严重的临床症状。由于食物过敏可能为 T 细胞、嗜酸性细胞介导的免疫反应,因此,食物变应原 sIgE 检测阴性也不能排除过敏的可能,尤其是胃肠道相关的食物过敏症。此时须进一步采取斑贴试验或回避试验进行诊断判别。

34. 如何看懂过敏原报告结果

　　皮肤点刺结果全为阴性时,首先要排除假阴性,即孩子在进行变应原检测前有无口服抗过敏药、感冒药、晕车药或含有抗组胺成分的其他药物;其次,结果为阴性并不能完全排除过敏,因检测项目只有最常见的几十种,但世界上存在千万种变应原,不可能每样进行检测,本次检测阴性,并不代表不过敏;再次,需要注意有些孩子对变应原检测呈现迟发型反应,可能会在几个小时后才会出现过敏反应,故应回去后注意观察有无红晕或风团的迟发出现;最后,孩子对变应原过敏是动态变化的,也许现在并没有表现出来,需要在1年左右进行复查。

皮肤点刺结果为阳性时,阳性结果出现时多考虑孩子有变应原,且过敏的风团越大者过敏程度越重,越需要避免接触;但对食物过敏组结果阳性时,并不能代表孩子完全不能进食该类食物,由于食物经烹饪后其蛋白性质多会变化,且多数孩子对食物变应原已经耐受,故应根据孩子实际进食的情况进行判断。

血清IgE检测结果:总IgE超过正常时,多表示有过敏体质,但并不能代表孩子一定会出现过敏。某种特异性IgE阳性时,1~2级为轻度过敏,多可不用特殊处理;3级为中度,应注意与临床症状的关系,采取避免变应原措施,可进行脱敏治疗;4~6级为重度,建议行脱敏治疗。

35. 如果查出孩子确实有过敏原,应如何处理

对食物过敏,且有临床症状时,如进食后出现湿疹,应进行严格的食物回避或进行食物激发试验,确诊是否真的过敏。

对主要存在于家中的吸入性变应原过敏,如螨虫、霉菌、动物皮屑,应进行家庭环境卫生的针对性打扫,并尽量做到避免接触;对花粉过敏者,在花粉季节时出门一定要戴口罩,家中应紧闭门窗,减少接触。

36. 孩子查出过敏应如何处理

世界卫生组织针对过敏性疾病的治疗,推出了"四位一体"治疗原则,即避免接触变应原、药物治疗、脱敏治疗、患者教育。首先应该对变应原避免接触,同时,应尽力注意避免接触其他可能致敏的变应原。若有过敏症状时,应同时给予药物治疗,缓解症状。若是只针对某一种变应原过敏或以某种变应原过敏为主,可以进行脱敏治疗。最后,患儿及家长应该明白过敏性疾病需要长期坚持治疗,提高用药依从性,做好自我监测,更有针对性的配合治疗,争取早日康复。

37. 什么是尘螨

尘螨是一种很小的虫子。肉眼几乎看不到,长约 0.25mm,似针尖大小,只有在放大镜和显微镜下才可能清楚看到,其形状多为圆形或椭圆形,它属于节肢动物。尘螨生长在人类居住的环境中,以人和动物的皮屑为食物,每克屋尘中约有 2000 个螨虫,种类达 36 种之多。目前研究发现,与哮喘密切有关的螨虫主要是尘螨和粉尘螨两种。螨在温暖潮湿的环境中易于生存和繁殖。居家环境中,螨虫最常生长在卧室、床铺、枕头、沙发、衣物处,另外垃圾、堆肥、面粉中也可以出现螨虫。所以有的人一到粮店就过敏,这并不表示是面粉,也有可能是其中的粉尘螨所致。

38. 尘螨与哮喘的关系

尘螨作为一种微小动物,它的分泌物及其死后的碎屑大量存在于屋尘、粉尘中,这些碎屑可以随着空气进入人体气道。有的孩子,由于遗传因素或个人体质等,呼吸道呈高反应性,对吸入的螨虫碎屑产生过敏反应,引起气道缩窄,发生哮喘。在全球的调查中发现,螨引起的哮喘为世界性分布,潮湿的环境利于螨的繁殖,易诱发哮喘。因此,保持空气清新、干燥,对于预防哮喘是很重要的。在家庭护理中,应勤晒被褥,拍、抖枕头,选用质地致密不带绒线的化纤织物作被罩、床罩、床单及枕套,要注意常洗涤;对于有哮喘的儿童,家长不要给孩子提供绒毛玩具,可尽量选用塑料、木制品的玩具,以上措施对于减少尘螨引起的哮喘发作有一定的积极作用。

❓ 39. 如何避免尘螨以减少哮喘发作

您应该采取以下措施来减少螨虫数量,减少哮喘发作。

（1）每周清洗一次床单、被套、枕头套,尽可能使用高温来洗涤（60℃以上最佳）。经常让寝室通风,能直接晒太阳最好。枕芯和被子最好选用化学纤维材质的,不要选用羽毛或荞麦皮这类材质,因其本身可能引起过敏。

（2）尽量不玩毛绒玩具,如果孩子不能舍弃毛绒玩具,那么至少每周用60℃以上的热水洗涤一次。

（3）加软垫的床头板、布艺沙发、软垫椅都是尘螨最好的滋生环境,所以最好不用。

（4）避免使用易积灰的厚重窗帘,可选用简单的易清洗的纯棉窗帘,尽量做到每周清洗一次。

（5）避免使用地毯,可选用易于清理的硬木地板或瓷砖地面,做到每天擦拭,注意墙角和家具的底部和缝隙处。

（6）勤通风,每天至少2次,每次30分钟,同时注意降低室内的湿度。

（7）对于螨虫过敏的儿童也可使用防螨的被罩、枕套和床单。这种材质可流通空气,但织法细密,所以尘螨及排泄物不易泄漏。这些防螨床上用品可当作孩子和尘螨间的绝缘体,但价格较昂贵。

(8) 将衣物放入衣柜内,不要长时间挂在室内堆积尘土。

(9) 居室清扫要彻底,不留死角,可选择对尘螨过敏患者不在家的时间打扫卫生。打扫卫生时用湿抹布擦拭尘土,从而减少尘土飘浮在空气中。

(10) 使用空调的家庭,建议您每月对空调过滤网用流动水冲洗一次。

(11) 书籍应放在封闭的书柜内。旧报刊、杂志及其他容易积尘的物品应移出室外。

❓ 40. 不可能将尘螨水平降为零,控制它还有意义吗

尘螨无处不在,严格意义上讲,目前的科技水平还不可能将尘螨完全清除,也就是说将其水平降为零。所以我们控制尘螨变应原的目的不是让它变为零,而是要将尘螨变应原的量或浓度降低到危险水平以下。许多过敏患者有一个普遍的错误认识,就是如果不能避开所有的变应原,那么设法避开它就没有太多意义。而事实上,将变应原的浓度降低到一定水平以下,对过敏患者是非常重要的,因为只有在吸入的变应原达到一定程度时,患者才会出现过敏症状。变应原的吸入是一个累加的过程,环境控制可以帮助过敏患者避开大量的变应原,减少过敏症状出现的几率,减少反复出现的过敏症状引起的机体伤害。

41. 地毯引起过敏的过敏原是什么

地毯引起过敏包括两个方面。一是地毯本身,地毯常常是由动物毛、人造纤维或蚕丝等材料制成,对这些物质过敏的儿童一旦接触由这些物质编织的地毯很容易诱发过敏症状;另一种是吸附在地毯上的尘土或含有其他变应原的颗粒物质。由于地毯很容易吸附尘土和一些微小的颗粒,如尘螨、霉菌孢子、花粉等,再加上地毯笨重难以清洗,家长常常使用吸尘器吸尘或仅仅用水擦洗,这样的清洗方法很难彻底清除深藏在地毯中的尘土和致敏微粒。这两方面因素常是地毯引起过敏的原因。

 42. 为什么不主张哮喘患儿家中铺地毯

据统计,在哮喘患者人群中,儿童患病最多见。由于儿童个头矮小,与地毯的垂直距离较近,家长又喜欢将儿童放在地毯上面进行玩耍,甚至打闹嬉戏,打闹时呼吸气体量大,且呼吸次数增加,非常容易吸入地毯中的过敏物质。在不知不觉中,小儿成了首当其冲的受害者,儿童吸入了较多的变应原后,则可引起哮喘发作。因此,不主张哮喘患儿家中铺地毯。

 43. 什么是霉菌

霉菌是自然界广泛存在的一类生物。在室内和室外均能生长,产生孢子和菌丝。霉菌的孢子和菌丝均有抗原性,但孢子的抗原性较强。孢子体积极小,用显微镜才能看见,非常轻,可在空气中随风自由飘散,容易随呼吸进入人的气道,当空气中霉菌浓度达到一定数量时,就可导致过敏患者出现过敏症状。

44. 家庭中哪些地方容易有霉菌

霉菌喜欢生长在阴暗潮湿的地方。在地板、浴帘、浴室或地下室墙面或浴室用品、空调滤网、室内长久搁置的食物或水果皮上,当你看见白色、黑色或绿色斑点时,说明这些地方有霉菌生长了。

45. 如何避免霉菌诱发过敏

由于霉菌常生长在阴暗潮湿的地方,所以我们可以通过增加阳光照射,保持通风,保持环境干燥,减少霉菌的滋生,具体如下:

(1) 避免生活在潮湿房间,如地下室,勿过度使用加湿器。

(2) 卫生间的地面和墙壁应经常擦洗,保持光洁,浴帘经常清洗,避免霉菌生长。

(3) 家中墙壁和地板的霉菌可用 1%~2% 福美锌来控制。墙壁天花板上有大片霉斑时也可选用防水、防霉好的乳胶漆重新粉刷。

(4) 保持家居干爽、通风。可使用除湿机让家中湿度保持 50% 以下,以抑制霉菌生长。

（5）有霉味的地毯、纺织品及书籍均应拿走。

（6）室内尽量不要摆放盆栽植物，因为霉菌也可生长在土壤中。

（7）垃圾桶应放在室外，并每天倒掉垃圾，经常清洗垃圾桶。

（8）经常给冰箱除霜、清洗并保持干燥，以防霉菌生长。

（9）使用空气过滤器和空调的家庭，要定期流水清洗或更换滤网。

（10）外出时应避开霉菌易于滋生的地方，如树叶堆、近地端树干、阴暗处或草木繁茂处，以及堆放垃圾的地方。

46. 如何预防蟑螂诱发过敏

通过整顿环境，消灭蟑螂的隐蔽处所及使用灭蟑药来杀灭蟑螂，预防蟑螂过敏。可通过以下措施来预防：

（1）食物放入容器内密闭保存，断绝蟑螂的食物来源。

（2）应定期彻底打扫室内卫生，家中不堆放纸箱、报纸或空瓶，及时倾倒室内垃圾。

（3）漏水的龙头要修好，避免家中潮湿的环境。

（4）室内地板、墙壁要妥善修补，可以用水泥或干燥剂填补缝隙。

（5）晚上睡觉前，将厨房、水槽、浴室等处的排水孔紧密盖紧，防止水沟内蟑螂沿排水管道侵入室内。

（6）放置除蟑螂药剂时，应留意空隙及裂缝处均要放药。

（7）杀灭蟑螂后要彻底清除蟑螂尸体及排泄物。

47. 常见的引起花粉过敏的花粉有哪些

最常见的引起过敏反应的多是风媒花的花粉。这些花粉多数产自平原常见的没有艳丽花朵的植物(树木、野草等)。这些植物产生小的、轻的、干的花粉颗粒,易于随风传播。根据花粉传播时间不同大致分为 3 类:树木花粉,多在春季授粉;牧草花粉,多在夏季授粉;杂草花粉,多在秋季授粉。中国北方的致敏花粉主要为蒿草花粉和葎草花粉等。

48. 花粉过敏症有哪些表现

花粉过敏表现在鼻部主要有鼻痒、突然连续不断地打喷嚏,流出大量清水鼻涕、鼻塞,鼻部分泌物倒流至咽部也可引起刺激性咳嗽,严重者可有嗅觉减退。花粉症合并有哮喘时,患儿可突然阵发性咳嗽,呼吸困难,胸闷、憋气、喘息发作。花粉过敏还可引起过敏性结膜炎,表现为眼痒、眼睛红肿、畏光、流泪等。

49. 如何预防花粉过敏症

树木、牧草及杂草花粉是无法完全避免的。如患者无法迁居,则可采取如下措施:

(1) 花粉过敏患者在花粉高峰期要尽量减少外出,多在室内活动;不要到树木、花草多的公园或野外活动,不要采集花枝。

(2) 避免室内养花。

（3）花粉高峰期应关闭居室门窗,可有效防止刮风时将花粉带入室内。

（4）开窗时应挂湿窗帘,以阻挡或减少花粉侵入。

（5）花粉高峰期外出活动时可戴上口罩或使用花粉阻隔剂。

⑦ 50. 蚕丝过敏如何诊断

蚕丝过敏者北方较少见,蚕丝过敏主要是初加工的丝棉,经过多次处理的丝绸则很少诱发过敏。从确诊的患儿来看,事前高达95%的患儿及其家长未怀疑为蚕丝过敏。冬季反复发作的哮喘应考虑蚕丝诱发过敏的可能。当家长怀疑自己的孩子可能有蚕丝过敏,应仔细观察发病情况,即发病与好转是否与接触和离开蚕丝的环境有关,必要时去医院就诊,检查方法有变应原皮肤点刺检查、血清检测特异性 IgE,医生会根据当时的病情决定做哪些检查。

⑦ 51. 如何预防蚕丝诱发过敏

一旦明确诊断为蚕丝引起的哮喘,应避免接触蚕丝制品。家中的丝棉及有关衣物应全部处理掉或用塑料袋密封保存。在临床上我们遇见过有一个儿童已明确诊断,但找不到蚕丝来源,经多方面调查才发现患儿所在托儿所的邻床小朋友盖的是丝棉被。总之,要千方百计地找出引起患儿哮喘发作的蚕丝来源,以便加以避免。这里还要指出有些玩具、工艺品也由蚕丝织成。近年来有用丝棉作为棉被的外罩等,可诱发哮喘。蚕沙(即蚕粪)有治湿、疗瘙痒、去火、祛风湿、聪耳明目之功效,故有人用蚕沙给患儿做枕头,患儿因此易发哮喘,去掉蚕沙枕头哮喘可减轻。

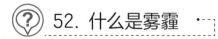

52. 什么是雾霾

　　雾霾是雾和霾的统称。空气中的灰尘、硫酸、硝酸和有机碳氢化合物等细微干尘粒子均匀的浮游在空气中,形成非水物质组成的气溶胶系统,导致能见度降低,如果水平能见小于10 000m 时,称为霾(haze)或灰霾(dust-haze)。当空气中的粒子是由于水汽凝结、空气湿度增大产生,这种天气现象即为雾。雾和霾最大的差别是雾天空气湿度较高,而霾天空气湿度相对较低,雾和霾同时存在时,统称雾霾。

　　雾霾天空气中二氧化硫、氮氧化物和颗粒物等的浓度明显增高,其中前两者为气态污染物,颗粒物是导致能见度降低的罪魁祸首。颗粒物的英文缩写为 PM,目前我国监测的是细颗粒物(PM2.5)即空气动力学直径小于等于 2.5 微米的颗粒。PM2.5 本身既是一种污染物,又是重金属、多环芳烃等有毒物质的载体。

53. 空气质量指数不同级别对人体健康状况的影响

　　空气质量分为 6 级,以描述其严重程度,在不同空气污染程度时,对人体造成不同危害,针对这些情况,相关部门给出了不同健康指导意见。

　　一级:空气质量指数 0~50,优级,表示颜色为绿色。空气质量令人满意,基本无空气污染。各类人群可正常活动。

　　二级:空气质量指数 51~100,良,表示颜色为黄色。空气质量可接受,但某些污染物可能对极少数异常敏感人群健康有较弱的影响。极少数异常敏感人群应减少户外活动。

三级:空气质量指数 101~150,轻度污染,表示颜色为橙色。易感人群症状有轻度加剧,健康人群出现刺激症状。儿童、老年人及心脏病、呼吸系统疾病患者应减少长时间、高强度的户外锻炼。

四级:空气质量指数 151~200,中度污染,表示颜色为红色。进一步加剧易感人群症状,可能对健康人群心脏、呼吸系统有影响。儿童、老年人及心脏病、呼吸系统疾病患者避免长时间、高强度的户外锻炼,一般人群适量减少户外运动。

五级:空气质量指数 201~300,重度污染,表示颜色为紫色。心脏病和肺疾病者症状显著加剧,运动耐受力降低,健康人群普遍出现症状。儿童、老年人及心脏病、肺疾病患者应停留在室内,停止户外运动,一般人群减少户外运动。

六级:空气质量指数 >300,严重污染,表示颜色为褐红色。健康人群运动耐受力降低,有明显强烈症状,提前出现某些疾病。儿童、老年人和患者应当留在室内,避免体力消耗,一般人群应避免户外活动。

54. 雾霾天应采取哪些措施预防儿童哮喘

(1) 天气条件好时应经常通风,即使在雾霾天气里也应适当通风,午后开窗换气 30 分钟左右。由于室内过度干燥会增加空气中的尘埃,因此,适当增加室内的湿度。

(2) 雾霾天气室内尽量开启空气净化装置,降低室内空气中污染物的浓度。

(3) 雾霾天气时避免外出,尽量不到人员密集的地方,如商场、电影院。外出最好佩戴适宜的能够有效去除颗粒物的防霾口罩。

（4）雾霾天从外面回来要清洗面部及裸露的肌肤,清洗鼻腔,及时脱掉身上的外衣和口罩。

（5）雾霾天气儿童虽减少了室外活动,但应有适当的室内活动,锻炼身体。

（6）多吃蔬菜、水果,多饮水,随时增减衣物,避免过热出汗受凉。

（7）雾霾天气里哮喘及变应性鼻炎儿童更应该规范治疗,预防哮喘急性发作及变应性鼻炎的发病。

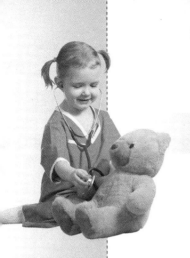

第三章

哮喘的临床表现
及诊断

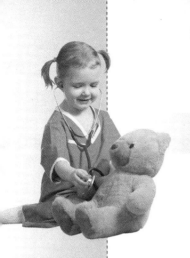 55. 常见哮喘有几种

　　按诱因常见的哮喘如下：

　　（1）外源性哮喘：有明显的吸入过敏因素，多来去突然。

　　（2）内源性哮喘：无明显的吸入过敏因素，多与感染有关，发作缓慢。

　　（3）混合型哮喘：兼有上述特征。还有运动性哮喘，多在运动后发病。

　　（4）药物性哮喘：有些药物可以导致过敏，如有人服阿司匹林后哮喘发作。

　　（5）食物过敏诱发的哮喘：有些食物可以导致过敏，如有人吃了鱼、虾等某种食物便发病。

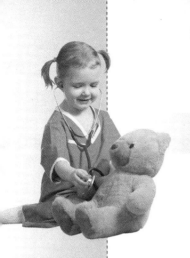 56. 什么是咳嗽变异性哮喘

　　凡是咳嗽持续或反复发作大于 1 个月，多在

夜间或清晨发作,咳嗽而痰少,临床无感染症状或经较长期抗生素治疗无效,而用平喘药如氨茶碱、特布他林、丙卡特罗等药物可使咳嗽缓解,排除其他原因,可诊为此病。患者常有个人过敏史或家族过敏史。

⑦ 57. 什么是运动性哮喘

运动性哮喘是指经过一定剧烈运动后,引起哮喘发作或原喘息症状明显加重。多见于较大的哮喘儿童。剧烈持续(5~10分钟以上)的奔跑以后最易诱发哮喘。这是由于运动后,热量及水分由气道丢失,造成气道干燥冷却,这些物理因素可使肥大细胞或嗜碱细胞释放炎性介质或刺激感觉神经末梢,造成支气管痉挛从而发生哮喘。

正常人从事剧烈运动后,也可引起气短、气急,但短暂休息后即可完全恢复;若运动后有喘鸣音、咳嗽、胸闷,则应怀疑有哮喘的存在。因此,哮喘患儿在病情未完全控制之前要限制从事剧烈的运动,或运动前吸入支气管扩张药(沙丁胺醇)或口服白三烯受体拮抗剂(孟鲁司特钠)等预防。要强调的是,在缓解期哮喘患儿,肺功能正常情况下鼓励参加一些体育运动,如游泳、跑步等,是有益处的,可以改善肺功能,增强体质。

⑦ 58. 儿童哮喘有何特点

哮喘可起病于任何年龄,儿童哮喘起病可以很早。全国儿科哮喘协作组流行病学调查儿童哮喘情况时发现,14岁以下儿童哮喘,一多半起病于5岁以前,很大一部分患儿有个人过敏或家族哮喘,或过敏史。呼吸道过敏与小儿的年龄有一定的关系。婴儿对花粉、霉菌、屋尘过敏的病例报告甚少,故在3岁以内的哮喘以感染性多见,3 岁以后常见变应原所致的呼吸道过敏反应逐渐增多。多数哮喘儿童症状较轻。有时几个月才发作一次。在发作间歇期可无症状,有时在运动后出现喘息、咳嗽。有些患儿则经常夜间或晨起咳嗽,而不伴喘息,但其对支气管扩张药却有一定疗效;另一部分患儿则喘息经常发作,是儿童缺课及活动受限的主要原因,这些均需要及时治疗,如经适当治疗,症状可以很快控制,若能标本兼顾,系统、规律地用药,并加强自我管理意识,大部分患儿的哮喘是可以完全控制的。

59. 为何儿童哮喘常被忽视

儿童哮喘与成人相比,有时不很典型,尤其婴幼儿哮喘常以感冒、流涕开始,且常合并上下呼吸道感染,易有咳嗽、气喘等症状,一般易被医师诊断为反复呼吸道感染、喘息性支气管炎或肺炎等,往往在喘息发作多次,且较严重时才被医师诊断为哮喘。另一部分患儿则以刺激性干咳起病,可持续咳嗽 4 周以上,且常在夜间或清晨发作,而用抗生素治疗无效,这种不典型的哮喘我们称为咳嗽变异性哮喘,亦常被医师误诊,往往只采用消炎、止咳等方法治疗,而丧失了早期治疗的机会。

60. 儿童哪些喘息高度提示哮喘

(1) 多于每月 1 次的频繁发作性喘息。
(2) 活动诱发的咳嗽或喘息。
(3) 非感染导致的间歇性夜间咳嗽。
(4) 喘息症状持续至 3 岁以后。

61. 哮喘预测指数

哮喘预测指数用于预测 3 岁内喘息儿童发展为持续性哮喘的危险性。哮喘预测指数:在过去一年喘息≥4 次,且具有以下一项主要危险因素或 2 项次要危险因素。

主要危险因素:

(1) 父母有哮喘病史。

(2) 经医师诊断为特应性皮炎。

(3) 有吸入变应原致敏的依据。

次要危险因素:

(1) 有食物变应原致敏的依据。

(2) 外周血嗜酸性细胞≥4%。

(3) 与感冒无关的喘息。

如哮喘预测指数阳性,建议按哮喘规范治疗。

 62. 如何知道孩子哮喘发作

家长发现孩子突然咳嗽,呼气时费力或呼吸时带有哨音,尤其在夜间出现这些表现,有时伴有喷嚏、流涕、鼻塞、鼻眼痒等过敏症状,这些通常是哮喘发作最常见的表现。有的患儿以刺激性干咳起病,止喘后仍持续咳嗽数天,较严重的还伴有呼吸困难,有喘鸣声、憋气、口周发绀、不能平卧、影响睡眠等症状。

 63. 哮喘发作有规律吗

尽管哮喘表现各异,但各种类型的哮喘又相对地各有一定的规律特征可循。比如,对花粉过敏的患儿多在春秋季,百花盛开时发作频繁,到公园等花草多的地方后往往发病。有的患儿多在春秋换季时发病,这可能与冷空气的刺激或感染有关。有的多在阴雨季节发病,这可能与霉菌过敏有关。也有的常年发病,每遇到感冒着凉就发作,这可能与抵抗力低下或气道高反应性有关。还有的在剧烈运动后发作。

总之,掌握患儿的发病规律,找出典型的诱因,对哮喘发作、预防和治疗都是大有好处的。

(?) 64. 哮喘发作与季节有关吗

哮喘发作有季节性和常年性两类。季节性哮喘者多为室外真菌、花粉所致。春秋季节花草树木百花齐放,各种花粉颗粒在空气中飘浮,过敏体质的人吸入后出现鼻痒、打喷嚏、咳嗽和哮喘的发作。另外,春秋气候多变,对支气管产生刺激,诱发哮喘。常年发作主要为室内变应原如尘螨、室内真菌等所致,无明显的季节性。而婴幼儿哮喘发生最多的还是冬季,与呼吸道感染(此时发生最多)密切相关。

(?) 65. 哮喘发作表现相同吗

由于哮喘发作的原因和诱因不同,每个患者表现形式也不尽相同。有的有明显的过敏史,呈典型的过敏性哮喘。无论何时,只要接触到该变应原就犯病,避开了变应原则与正常孩子一样,有的孩子则查不到明显的过敏因素,哮喘发作时好时坏毫无规律。有的孩子身体抵抗力差,经常感冒,每次感冒着凉就犯病,有的甚至长年不断,时有加重。

66. 怎样判断哮喘病情的严重程度 ·····

哮喘的病情一般分轻、中、重 3 种。轻度:哮喘有不同频度的间歇小发作,每周 <1~2 次,发作间期无症状,能正常学习、工作及进行体育运动。发作时仅需要间断吸入或口服 β_2 受体激动剂。中度:每周哮喘发作 >2 次,发作间期有咳嗽及轻度喘息,有时缺氧,由于咳嗽及喘息运动时耐力下降,会影响睡眠,需要经常应用支气管舒张剂及吸入糖皮质激素类药物。重度:经常有较重发作,有时危及生命,需要频繁住院,常影响睡眠,运动耐力低下,需要每天吸入较大剂量的糖皮质激素,或需要经常全身应用激素。

至于对症状不典型的患者(如无明显喘息)或哮喘病情恶化时自己很难察觉到的患者,应采用峰流速仪来测量气道最高呼气流速,用它来监测病情的轻重变化是十分重要而又简便可行的方法。

 ## 67. 哮喘急性发作有哪些原因 ·····

儿童哮喘诱发因素可分两类。一类是引起支气管平滑肌痉挛的因素;另一类是引起气道高反应伴有迟发炎性反应的因素。

(1) 支气管平滑肌痉挛的因素:①气候改变:气候变化对儿童很敏感,如突然变冷,受冷空气刺激或气压降低,常可诱发哮喘发作。所以儿童哮喘发病,以寒冷季节为多见,这与呼吸道感染也有一定关系。②运动:儿童剧烈运动时,可引起哮喘发作。运动诱发哮喘发作是由于短时间内从肺泡经气道呼出大量水分,在物理刺激下,炎性细胞产生并释放出能使平滑肌收缩的介质,同时有神经传导参与作用,结果导致反射性支气管痉挛而发生哮喘。③非特异性理化因子:在哮喘患儿气道反应性增高的基础上,某些非抗原性物质,如蚊香、香烟的烟尘、植物油、汽油、油漆的气味等,可刺激支气管黏膜下的感觉神经末梢,反射性地引起咳嗽和刺激迷走神经而产生支气管平滑肌痉挛。

(2)气道高反应伴有迟发性炎性反应的因素:①感染:呼吸道感染,尤其是呼吸道病毒感染,是诱发儿童哮喘的主要原因。近年来,多数研究表明,呼吸道感染中以病毒为主,细菌感染无论在哮喘发作,还是在支气管哮喘的继发感染,均不占主要地位。不同年龄有不同的病原体。幼儿期、学龄前儿童常感染鼻病毒、肺炎支原体、副流感病毒、呼吸道合胞病毒。②螨:儿童对螨的过敏比成人多,且多在晚上发作。对螨过敏引起哮喘的特点是,病症出现早。③其他因素:霉菌、花粉、尘土、蚕丝、兽毛、羽毛、蟑螂、食物及情绪改变,如大哭大笑、紧张恐惧等,均可引起部分儿童哮喘发病。

68. 什么是哮喘严重急性发作

严重急性发作时,患儿烦躁不安,端坐呼吸,耸肩喘息,以呼气困难更显著,面色苍白,鼻翼扇动,口唇及指甲青紫,全身冒冷汗,辅助呼吸肌收缩,自诉胸闷、气短,甚至说话时字词不能连续。经过适当处理,如果咳嗽后能排出白色黏稠痰液,症状可稍为减轻。婴幼儿以腹式呼吸为主,因其胸廓柔软,常不出现端坐呼吸,但常喜家长抱着,头部俯贴于家长肩上,情绪不安、烦躁等。吸气时出现三凹征,即胸骨上窝、锁骨上窝、肋弓下部呈现凹陷。年长儿可见颈静脉怒张。听诊可有哮鸣音或干湿啰音,有时呼吸音可被其掩盖,如气道梗阻严重,呼吸音可明显减弱。心率常加快,出现肺气肿时肝脾于肋下可触及,严重病例可并发心力衰竭,以上为哮喘严重发作表现。应让患者知道什么是哮喘发作,如果患者有胸闷、呼吸困难及喘息声时,成人及年长儿会知道这是哮喘发作的症状;但有不少患者,在发作时不喘,而只表现为咳嗽,尤其在年幼儿童更为明显。这种咳嗽常在夜间加重,咳重时也可呕吐,而使人容易忽略哮喘发作,常认为是其他疾病。如果要在明显喘息时,才认为是哮喘发作,则已错过最佳治疗时机,使病情加重,甚至出现哮喘持续状态,危及生命。

⑦ 69. 哮喘常有哪些伴随症状

哮喘患儿常伴有被称为"过敏反应"的一些症状。有些患儿在婴儿期有湿疹,持续时间较长,有的患儿有变应性鼻炎或花粉症,经常鼻塞、打喷嚏、揉鼻子、流清鼻涕,有的经常起荨麻疹或过敏性皮疹,有些患儿可能伴有变应性结膜炎。

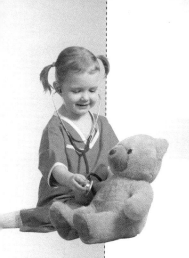

第四章

哮喘的治疗

 70. 哮喘的治疗原则是什么

哮喘的治疗分为急性发作期与缓解期两种治疗。急性发作期需要用β2受体激动剂(如硫酸沙丁胺醇吸入气雾剂,硫酸特布他林气雾剂,吸入用复方异丙托溴铵溶液等),全身型或吸入型糖皮质激素(如吸入用布地奈德混悬液)。缓解期治疗采用吸入糖皮质激素(如辅舒酮气雾剂、普米克都保、普米克气雾剂等),中、重度发作可吸入激素与长效支气管扩张剂联合制剂(如舒利迭、信必可等)。此外还应根据不同病情选用白三烯受体拮抗剂(如孟鲁司特钠)、茶碱及抗过敏药(氯雷他定、盐酸西替利嗪等),见表4-1。合并中、重度变应性鼻炎的还应该使用鼻喷激素联合治疗,尽快控制鼻部变态反应性炎症。变应原测定明显又难以避免的可选择脱敏治疗。

哮喘长期存在,控制不好易反复发作。在2016年GINA对哮喘治疗提出,评估哮喘控制-治疗并达到哮喘控制-监控并维持哮喘的循环治疗模式。根据哮喘的控制水平采取升级或降级的治疗方法。治疗哮喘的目标是达到并维持哮喘完全控制。

表 4-1   基于控制目标的管理方案:5 岁以上儿童和青少年
（GINA 方案）

	阶梯 1	阶梯 2	阶梯 3	阶梯 4	阶梯 5
首选控制方案		低剂量 ICS	低剂量 ICS/LABA**	中 / 高剂量 ICS/LABA	考虑使用附加治疗 如噻托溴铵 *奥马珠单抗、美泊利单抗 *
其他控制方案	考虑低剂量 ICS	白三烯受体拮抗剂（LTRA）低剂量茶碱 *	中 / 高剂量 ICS 低剂量 ICS+LTRA（或 + 茶碱 *）	加入噻托溴铵 * 高剂量 ICS+LTRA（或 + 茶碱 *）	加入低剂量 OCS
缓解方案	按需使用短效 β₂ 受体激动剂（SABA）		按需使用 SABA 或低剂量 ICS/ 福莫特罗 #		

注:*:不适用于 12 岁以下儿童;**:对于 6~11 岁儿童,首选的治疗阶梯 3 是中等剂量的 ICS;#:对于采用低剂量布地奈德 / 福莫特罗或低剂量倍氯米松 / 福莫特罗维持以及缓解治疗的患者,低剂量 ICS/ 福莫特罗是其缓解药物。对于既往有急性发作史的患者,通过雾化吸入器给予噻托溴铵是一种附加治疗

其他缓解药物包括吸入抗胆碱药物、短效口服 β₂ 受体激动剂、某些长效 β₂ 受体激动剂及短效茶碱。不推荐规律使用短或长效 β₂ 受体激动剂,除非同时规律使用吸入型糖皮质激素。

对于 5 岁及以下儿童:根据现有的关于治疗 5 岁及以下儿童哮喘的文献难以对其治疗发表详细推荐意见。对该年龄组儿童控制哮喘最有依据的治疗是从阶梯 2 吸入糖皮质激素,推荐选择低剂量吸入型糖皮质激素作为初始控制治疗。

各种吸入型糖皮质激素的等效剂量见表 4-2,其中某些药

物可每天使用 1 次。

表4-2　儿童用各种吸入型糖皮质激素的估计等效剂量(μg/d)

药物	低剂量	中等剂量	高剂量
二丙酸倍氯米松	100~200	>200~400	>400
布地奈德	100~200	>200~400	>400
布地奈德混悬液	250~500	>500~1000	>1000
环索奈德	80~160	>160~320	>320
氟替卡松	100~200	>200~500	>500
糠酸莫米松	100~200	>200~400	>400

⁇ 71. 怎样评价哮喘的控制水平

就哮喘管理的持续性而言,根据控制水平对哮喘进行分类更符合实际情况,更有用。2016 年改版的"全球哮喘防治创议"更是以哮喘的控制程度作为哮喘长期治疗的依据,哮喘患者可以参照其哮喘的控制分级表,用于评估患者最近 1 个月病情,客观评价自己的哮喘治疗效果,争取早日达到哮喘的完全控制。

⁇ 72. 哮喘的长期治疗目标是什么

主要有以下六点:①有效控制急性发作症状并维持最轻的状态,甚至无任何症状;②防止哮喘的加重;③尽可能使肺功能维持在接近正常水平;④保持正常活动(包括运动)的能力;⑤避免哮喘药物的不良反应;⑥防止发生不可逆的气流受限。

73. 什么是哮喘的完全控制

满足下列所有标准：①无日间症状；②未用沙丁胺醇等急救药；③活动不受限制；④每天晨起 PEF ≥80% 预计值；⑤未发生因哮喘而夜间憋醒的情况；⑥无急性发作；⑦未到急诊就诊。

74. 什么是哮喘的升级治疗

在哮喘急性期症状控制后采用任何一种治疗方案 1 周或 1 个月后，仍没有达到哮喘的良好控制或完全控制的标准，需要采用升级治疗。调整长期控制的治疗方案，例如单用吸入激素的患者，采用联合的治疗方法，是 GINA 推荐的 1~5 级治疗方案由低级别向高级别使用的方案，目的是更快地达到哮喘完全控制。

75. 什么是哮喘的降级治疗

减少药物使用量或使用次数的治疗方案。采用任何一种治疗方案维持哮喘完全控制 3 个月后考虑降级治疗。降级治疗必须在专业医师的评定后实施，任何自主或不正规、不到时间的降级都可能导致治疗的失败，可能会因为哮喘的发作而饱受痛苦，甚至危及生命。

76. 什么时候可以减停哮喘预防药物

大家知道哮喘是一种慢性疾病，并要长期预防治疗，但哮喘患者及其家属最关心的是,什么时候能够减药或完全停药。大部分患者会因为需要早晚不停地用药而感到心烦,总期盼有一天可以不需要用药,不必随身带着药物去上学、上班;有些患者因为吸入的药物中有皮质激素类药物而有一种恐惧心理,总怕吸入皮质激素与口服激素有同样的不良反应,而在病情还没有得到完全控制时,就自行减药或停药,常存有过分心急又恐惧的心理。要知道,有时忘记用药,哮喘虽不立刻发作,但过一阶段一遇感冒、劳累又有发作。应该在什么情况下减停药物呢?首先一定要把病情控制得很好达到疾病的完全控制标准,例如晚上没有半夜咳醒、发憋,做运动或进行较大体力活动时亦无任何症状,遇到一些特殊气味亦不至于引起咳嗽或哮喘发作,早晚峰流速值变异情况不能相差 13%,肺功能检测亦在正常范围内。单用中、高剂量 ICS(吸入激素)者,尝试在 3 个月剂量减少50%。单用低剂量 ICS 能达到控制,可改用每天 1 次给药。联合使用 ICS 和 LABA(长效吸入 β_2 受体激动剂)者,先减少 ICS 约 50%,直至达到低剂量才考虑停用 LABA。如使用最低剂量患者的哮喘维持控制,且 1 年内无症状反复,可考虑停药。其实,很多儿童的哮喘到成人时可以痊愈,特别是在青春发育期。有相当比例的 5 岁以下儿童哮喘患者的症状会自然缓解,因此,对此年龄儿童的控制治疗方案,每年至少要进行 2 次评估,以决定是否需要继续治疗。至于某些用药时停时用、时有发作或根本未能很好控制的患者则用药时间应更长。

77. 什么是哮喘急性发作或加重的治疗

哮喘发作或加重需要吸入短效 β_2 受体激动剂(沙丁胺醇)。这类药物松弛气道平滑肌作用强,通常在 3~5 分钟起效,疗效可维持 3~4 小时,是缓解轻、中度急性哮喘症状的首选药物,也可用于运动性哮喘的预防。吸入足量的速效 β_2 受体激动剂是最重要的,如万托林,每次吸入 100~200μg。开始第 1 小时内每 20 分钟吸入 2~4 喷;轻度发作需要每 3~4 小时吸入 2~4 喷;中度发作每 1~2 小时需要 6~10 喷。医院处理主要以雾化泵吸入药物为主,一般为沙丁胺醇 / 特布他林 + 异丙托溴铵 / 布地奈德混悬液,前者 1 小时内可 20 分钟重复一次,无缓解可采用其他治疗。急性发作病情较重患者吸入治疗无效时,可口服或静脉应用糖皮质激素,通常选择半衰期较短的糖皮质激素,如泼尼松、泼尼松龙或甲泼尼龙等,以防止病情恶化。如仍症状不缓解,应加氨茶碱静脉滴注。

⑦ 78. 糖皮质激素吸入治疗的好处及 ··· 安全性

吸入给药可直接作用于呼吸道,所需剂量较小,通过消化道和呼吸道进入血液的药物大部分被肝灭活,因此,全身性不良反应较少。口咽部局部的不良反应包括声音嘶哑、咽部不适和白色念珠菌感染。吸药后及时用清水漱口,注意头部后仰,漱清咽部沉积的药物,选用干粉吸入剂或加用储物罐可减少上述不良反应。吸入糖皮质激素后的全身不良反应的大小与药物剂量、药物的生物利用度、在肠道的吸收、肝首过代谢率及全身吸收药物的半衰期等因素有关。糖皮质激素吸入肺部后发挥局部抗炎作用,在相同效应情况下控制支气管哮喘发作所需剂量约是应用全身型糖皮质激素(口服或静脉)的 1/200~1/50,且 70%~95% 经肝代谢后可排出体外,不进入血液循环。因此,吸入糖皮质激素具有剂量小、效果佳、不良反应少、安全性高等优点,被全球哮喘防治创议推荐为治疗支气管哮喘的首选药物。

79. 哮喘不发作还需治疗吗

必须治疗。哮喘症状不发作也需要治疗,即缓解期治疗。因为哮喘是一种气道慢性炎症性疾病,这种炎症即使在缓解期也存在,只有长期治疗才能避免哮喘急性发作和预防病情进一步加重。哮喘的症状可能通过几天或几周的治疗达到控制,但哮喘的完全控制不是简单的控制症状,是控制哮喘的炎症和气道的高反应性,这样的控制是高水平的完全控制,需要长程的治疗,并维持完全控制。

 ## 80. 哮喘患者为什么用吸入激素(丙酸氟替卡松吸入气雾剂、布地奈德气雾剂、丙酸倍氯米松气雾剂)

哮喘是气道慢性非特异性炎症为主要病因,激素是治疗和长期控制哮喘最有效的药物。在所有的国际和国内的治疗指南中,激素都是首选的长期治疗药物,所以吸入激素的长期应用是有必要的,且吸入激素的使用、剂量的加减及停用,必须在专业的哮喘科医师指导下使用。

(1) 哮喘患者为什么要使用激素:支气管哮喘的现代研究已证实,其本质是一种"气道慢性非特异性炎症"。这种"炎症"不等同于平时我们讲的细菌或病毒感染所致的炎症,抗生素治疗是无效的。而目前治疗这种"炎症"最好的药物就是糖皮质激素(简称激素)。

与口服和静脉应用激素相比,吸入激素治疗能够使药物更好地到达气道局部,从而发挥"抗炎作用",同时不良反应明显减少。因此,无论国内,还是国外的《支气管哮喘诊治指南》均把吸入激素作为支气管哮喘的首选治疗方案。

（2）哮喘患者为什么要长期吸入激素：同时，哮喘的这种气道炎症属于慢性炎症，即使给予了短期的充分治疗，并不会马上消退，而是可能会长期（甚至终生）存在，因此，需要长时间连续规律用药，从而达到"长期消炎"的目的，避免喘息发作。

? 81. 什么是吸入治疗方法

吸入疗法是指将药物制成气雾颗粒或干粉颗粒的形式，以吸入气道和肺内的方式治疗支气管哮喘等呼吸道疾病的一种治疗方法。

不同的年龄应使用不同的吸入装置，各种吸入装置都有一定的吸入技术要求，医护人员应指导患儿及家长正确掌握吸入方法，以确保疗效。

• 4 岁以下：采用有活瓣的带面罩的储雾罐协助吸入压力定量气雾剂（pMDI）或用气流量≥6L/min 的氧气或压缩空气（空气压缩泵）作动力，通过雾化器吸入药物，目前使用的普通超声雾化器不适用于哮喘治疗。

• 4~6 岁：除应用雾化吸入外，可采用有活瓣的储雾罐辅助吸入 pMDI，部分患儿可用干粉吸入剂。

• 6 岁以上：可应用都保（tuberhaler）、准纳器（diskus）及旋转式吸入器（spinhaler）吸入干粉剂。也可借助有活瓣的储雾罐吸入 pMDI。

? 82. 碟式准纳器（沙美特罗替卡松干粉剂）的使用方法

（1）打开：用一手握住外壳，另一手的大拇指放在准纳器的拇指柄上，向外推动拇指直至完全打开。

（2）推开：握住准纳器使得吸嘴对着自己，向外推滑动杆——直至发出咔哒声，表明准纳器已做好吸药的准备。

（3）吸入：将吸嘴放入口中，由准纳器深深地平稳地吸入药物直至不能再吸气。切勿从鼻吸入。将准纳器从口中拿出，继续屏气约10秒钟，关闭准纳器（图4-1、图4-2）。

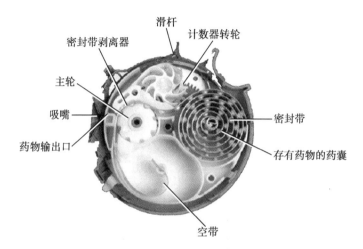

图 4-1 碟式准纳器（沙美特罗替卡松干粉剂）的结构图

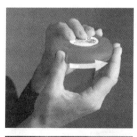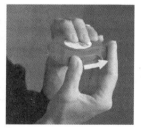
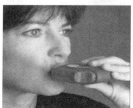

图 4-2 碟式准纳器（沙美特罗替卡松干粉剂）的用法

（4）吸完药后立即漱口。

83. 都保装置类药物（布地奈德福莫特罗粉吸入剂、布地奈德粉吸入剂、富马酸福莫特罗粉吸入剂）的使用方法

（1）旋开封闭盖。

（2）取药：垂直拿都保，向某一方向旋传到底，再向反方向旋转到底，期间可听见"嘎达"声，即完成一次装药。

（3）吸入：先呼气（不要对者准口器吸嘴）；含吸嘴全部；用力且深长的吸气，直到用尽全部力量；屏气约 10 秒（图 4-3）。

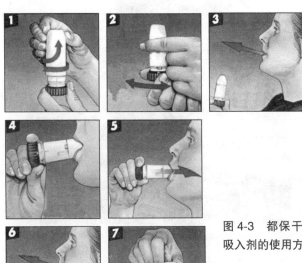

图 4-3　都保干粉吸入剂的使用方法

（4）吸完药后立即漱口。

（5）注意事项：每次用后旋紧盖子；切勿拆装都保；定期（每周 1 次）用干纸巾擦拭吸嘴；严禁用水及其他液体擦拭吸嘴。

 # 84. 定量吸入气雾剂（pMDI）的使用方法

6 岁以上儿童可直接吸入气雾剂，按如下方法进行（图 4-4）：

（1）移开喷口的盖，如图 4-4 所示拿着气雾剂，并用力上下摇匀。

（2）轻轻地呼气直到不再有空气可以从肺内呼出。

（3）将喷口放在口内，并合上嘴唇含着喷口。开始通过口部用力深深地吸气，吸气的同时，马上按下药罐将药物释出，并继续深吸气。

（4）屏息 10 秒，或在没有不适的感觉下尽量屏息久些，然后才缓慢呼气。若需要多吸一剂，应等待至少 1 分钟后再重做（2）、（3）、（4）步。

（5）用后将盖套回喷口上。

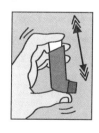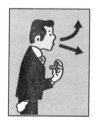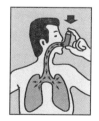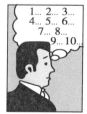

图 4-4　气雾剂的使用方法

年幼儿童（6 岁以下）在使用气雾剂的时候，必须借助储雾罐，如果没有储雾罐，可用大纸杯自制，使用方法见图 4-5。

（1）移开气雾剂喷口的盖，如图 4-5 所示拿着气雾剂，并用力上下摇匀。

（2）将面罩罩在患儿口鼻处，将喷口对准储雾罐的接口，并摁压一次。

（3）患儿通过充满药物的储雾罐自然吸入 20~30 秒即可。如需吸入另外药物重复以上步骤。

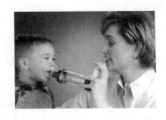

图 4-5　储雾罐的使用方法

（4）注意：如需同时吸入支气管舒张剂和糖皮质激素，则需先吸入支气管舒张剂；吸入糖皮质激素（丙酸倍氯米松气雾剂、丙酸氟替卡松吸入气雾剂、布地奈德气雾剂）后必须漱口；借助储雾罐者需洗脸漱口。

85. 吸入激素（丙酸氟替卡松吸入气雾剂、布地奈德气雾剂、丙酸倍氯米松气雾剂）有不良反应吗

吸入激素在一定程度上也是有不良反应的，但与全身使用激素相比其不良反应明显减少，主要是局部不良反应。长期大剂量应用也可能造成一定的全身不良反应（专科医师在制订治疗方案时会尽量避免）。

可能的不良反应如下：

（1）局部：口咽部真菌感染和声嘶。

（2）全身（很少见）：下丘脑-垂体-肾上腺轴的抑制和骨质疏松。

因为局部和全身不良反应都是由于口咽部残留的激素药物局部吸收或通过消化道吸收引起，所以及时清除口咽部残留药物非常重要。漱口是预防不良反应的最简单和最好方法，选用干粉剂口咽部残留药物比选用气雾剂要少，使用气雾剂时配合使用储雾罐也能明显减少口咽部残留的药量，从而减少不良

反应的发生。

86. 什么是白三烯受体拮抗剂

1982 年,瑞典的 Bengt Samuelsson 博士获得诺贝尔医学奖,他的研究结果证实"白三烯"类化合物就是导致哮喘发作的介质,它在人体内可引起气管收缩、血管扩张、黏膜水肿和气道过量的黏液分泌。因此,通过白三烯受体拮抗剂如孟鲁司特钠阻断它的作用,就可以显著缓解哮喘症状。

87. 孟鲁司特钠的适应证是什么

孟鲁司特钠适用于的哮喘长期预防和缓解治疗,包括预防白天和夜间的哮喘症状;可以减少变应性鼻炎的症状;治疗对阿司匹林敏感的哮喘患者及预防运动性哮喘。孟鲁司特钠的制剂有颗粒剂、咀嚼片等用于 6 个月以上的患儿。

88. 孟鲁司特钠能减少激素的剂量吗

可以。对于接受吸入激素治疗的哮喘患者加用孟鲁司特钠后,可根据患者的情况遵医嘱适当减少吸入激素的剂量。

89. 孟鲁司特钠一共有几种剂型,能用 10mg 掰半儿代替 5mg 服用吗

孟鲁司特钠目前有四种剂型:4mg 颗粒剂、4mg 咀嚼片、5mg

咀嚼片、10mg 薄膜衣片。孟鲁司特钠可以单用或加入患者现有的治疗方案中。每天 1 次，每次 1 片，睡前咀嚼或口服。一般不推荐用 10mg 薄膜衣片掰半取代 5mg，因为咀嚼片和薄膜衣片的生物利用度不同，且 10mg 掰开后氧化，造成药效不佳。

90. 孟鲁司特钠的安全性怎样

　　孟鲁司特钠是唯一一个口服的非激素类治疗哮喘的抗炎药物。孟鲁司特钠已在 6 个月以上的患儿中进行了安全性和有效性的研究，它的耐受性好，不良反应的发生率与安慰剂相似。

91. 服用孟鲁司特钠的疗程是多长时间

　　孟鲁司特钠可以短程或长期服用。对于病毒或感冒诱发哮喘的间歇发作者可以短程服用 7~21 天，可以减少哮喘发作的次数和症状。对于轻度或哮喘的早期症状可以单独应用孟鲁司特钠治疗。对于中、重度哮喘患者或合并变应性鼻炎的哮喘患者可以联合应用孟鲁司特钠治疗。如果病情需要也可长期使用孟鲁司特钠至数年。

92. 吸入抗胆碱能药物

　　吸入型抗胆碱能药物，如异丙溴托铵，可阻断节后迷走神经传出支，通过降低迷走神经张力而舒张支气管，其作用比 β_2 受体激动剂稍弱，起效也稍慢，但其疗效得到了肯定，长期使用不易产生耐药，不良反应少，常与 β_2 受体激动剂合用，使支气管舒张作用增强并持久。某些哮喘患儿应用较大剂量 β_2 受体激动剂不良反应明显,可换用此药,尤其适用于夜间哮喘及痰多患儿。剂量为每次 250~500μg,用药间隔同 β_2 受体激动剂。

? 93. 茶碱

具有舒张气道平滑肌、强心、利尿、扩张冠状动脉、兴奋呼吸中枢和呼吸肌等作用,可作为哮喘缓解药物。但由于"治疗窗"较窄,毒性反应相对较大,一般不作为首选用药,适用于对最大剂量支气管扩张药和糖皮质激素治疗无反应的重度哮喘。

? 94. 长效口服 β_2 受体激动剂

包括沙丁胺醇缓释胶囊、盐酸丙卡特罗等,可明显减轻哮喘的夜间症状。一般不主张长期使用。盐酸丙卡特罗:口服15~30 分钟起效,维持 8~10 小时,还具有一定抗过敏作用。

? 95. 哮喘治疗中有哪些误区

(1) 不恰当应用抗生素:《全球哮喘防治创议指南》中通篇没有提到抗生素的应用问题。抗生素不是治疗支气管哮喘的药物。只有在感染诱发的哮喘患者,才能酌情加用抗生素,但必须有细菌感染存在的证据,如发热、咳脓痰、白细胞增高等。否则既增加了患者的经济负担,又加速了细菌耐药性的产生,故不恰当应用抗生素,是急需纠正的大问题。由病毒感染诱发的哮喘,也不应该常规应用抗生素。

(2) 糖皮质激素治疗不当:吸入型糖皮质激素是长期治疗

持续性哮喘的首选药物。这类药物局部抗炎作用强,通过吸气过程给药,药物直接作用于呼吸道,所需剂量较小。通过消化道和呼吸道进入血液的药物大部分被肝灭活,因此,全身性不良反应较少,可长期应用。而口服及静脉给药则用于病情较重的哮喘发作或重度持续哮喘,因全身不良反应大,而仅能短期应用。注射用的激素,如地塞米松,用于雾化泵雾化治疗,是十分不正确处理方法。地塞米松是水溶性药物,雾化后对于气道炎症作用甚微,反而增加感染的机会。

⑦ 96. 哮喘可以治愈吗

哮喘的病因复杂,发病机制尚未完全明确,目前尚无特效的根治办法。现行的治疗目标是,减少发作次数,减轻发作程度,预防和控制其发作,使患儿生长发育不受影响,能正常的生活学习。对绝大多数儿童,系统的治疗多可达到这个目的。脱敏治疗是唯一一种可改变过敏性疾病自然进程的对因治疗。另外,有相当一部分患儿在某一时期特别是青春发育期后可停止发作,这是十分可喜的。但是,香港研究资料指出,约有 10% 至青春期亦不会停止发作。如不认真治疗,任其发作,长期下去就有可能抱病终生。

⑦ 97. 儿童过了青春期后哮喘就会好吗

约一半的哮喘儿童在 10~20 岁会好,与支气管的成熟和管径增大有关,但少数人在成年后会复发。哮喘症状轻的较易临床治愈。严重的经常发作的患者治愈的几率较低,有研究显示,其中 95% 的会变成成人哮喘。哮喘发病年龄与日后健康有很大关系。值得注意的是,早一点应用控制哮喘的药(如吸入激素),将来肺功能的成长不易受影响,家长担心孩子一旦用药会产生依赖,将来不易停药。事实上相反,越早用药效果越好。

98. 儿童哮喘不及时治疗会产生什么后果

前面已经提到,经正确治疗的哮喘一般不会影响患儿的生长发育,也不会造成心肺功能的长期损害。但如果不认真治疗或体质不佳,反复严重发作,对孩子就会产生不良影响,病情逐渐加重,甚至长期不愈。一些患儿在急性或慢性哮喘的基础上,可因感染、疲劳、精神过度紧张、身体衰弱或治疗不当发展为哮喘持续状态,有时可危及生命,其主要原因往往是延误治疗。在目前已经有许多种较好治疗哮喘的药物,只要及时地进行就诊治疗,一般是不会出现意外的,如果你有什么特殊情况,可与医师一起讨论。

99. 孩子患了哮喘家长怎么办

哮喘是一种以反复发作为特征的慢性疾病,治疗起来也比较困难,所以作为家长都很着急,希望能使患儿尽快痊愈。我们认为患儿家长知道以下几点,对您是有所帮助的:

(1)学习些有关哮喘的科学知识。了解这种病的性质、特点。

(2)注意观察患儿的病情变化,掌握孩子的发病规律,尽量避免引发患儿发作的因素(如感冒、受凉等)。

(3)协助医师指导、帮助孩子按照医嘱及时用药,并鼓励年龄较大的儿童自我管理,有问题及时与医师联系。

（4）掌握哮喘常用药物的特点，自备一些止喘药物，以备急用。

（5）和患儿一起树立战胜疾病的信心，以积极乐观的心态给孩子以正面情绪的影响。

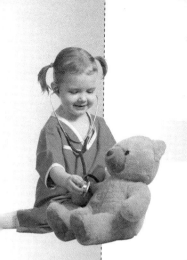

第五章

哮喘的监测

 ## 100. 哮喘儿童常需做
哪些检查

　　哮喘患者在临床上诊断并不困难,但为了排除其他疾病、查找病因和指导治疗,一般常做胸部 X 线检查,了解肺内情况,除外肺内其他病变。做皮肤变应原试验来查找可疑变应原或采血查某种变应原。还要做肺功能检查,了解肺功能情况或气道的敏感性,必要时做其他免疫功能检查,了解全身免疫功能状态。

 ## 101. 哮喘对心肺功能有
损害吗

　　一般地说,儿童哮喘对患儿的心肺功能有一定的影响,这种影响在患儿哮喘停止发作后,肺功能是可以逐渐恢复正常的,但他们的气道在较长一段时间内对刺激可能还是敏感,因此,还要注意哮喘的复发。假如患儿哮喘反复发作，一直得不到很好的治疗，特别是过了青春期后还频繁发作，久而久之，对患儿的心肺功能可能造成不可逆的损伤。

? 102. 哮喘儿童为什么要做肺功能检查

通常 5 岁以上的哮喘患儿都应做肺功能检查，哮喘患儿无论在发作或缓解期，其肺功能都有或多或少的改变，反映了病情的轻重。医师通过了解其肺功能，不仅可以有助于一些病程较短哮喘患儿的诊断，更可以通过此项客观检查，了解和评价药物对哮喘的疗效，动态观察患儿的病情，制订下一步的治疗方案，因此，建议有条件的应遵医嘱定期、动态地进行肺功能检查。

? 103. 什么是峰流速

峰流速又称最大呼气峰流速（PEF），是哮喘患者最常做的简易肺功能检查项目，主要反映测试对象的通气功能。由于喘息使支气管痉挛，造成管腔狭窄，主要表现为呼气不畅。所以测定 PEF 就可以了解测试对象的呼气通畅情况，从而反映病情的严重程度。

? 104. 如何测定呼气峰流速值

呼气峰流速值是通过一种简单的峰流速仪来测定的（图5-1）：①把小游标尽可能向下拨到头，即零点；②起立，张开嘴，深吸一口气，一只手拿峰流速仪，手指远离标尺；③用口唇紧含

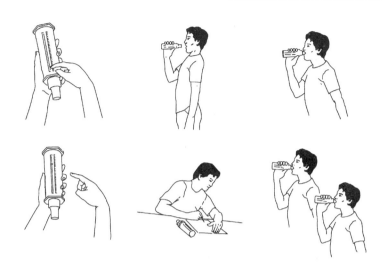

图 5-1　峰流速仪的使用

住口器,不要用舌头挡住口器,尽你可能最快最有力呼出一口气;④游标会吹上去,并停留在那里,不要碰游标,读游标停止处的数字;⑤在一张纸或表格上记下数字;⑥将游标拨到头再吹 2 次,每次记下数字;⑦ 3 次所测最高值为实测值 PEF。

　　注意事项:①一定要用口唇含住口器,周围不要漏气,深吸气后用力尽快吹;②在峰流速仪上安装一次性的口器;③站立并水平拿着峰流速仪;④游标的活动不受限制;⑤游标在标尺的基底部。

　　记录结果:从步骤 2 重复到步骤 4。

　　选择 3 次读数的最高值,并与预计值比较。

　　提醒儿童通过峰流速仪吹气就像吹生日蛋糕上的蜡烛一样。

105. 为什么要使用峰流速仪

　　峰流速仪是哮喘患者常用的家庭监测工具,如同糖尿病患者用的血糖仪一样重要。峰流速值对医师的意义在于可以帮助医师诊断一个人是否患哮喘;了解哮喘发作的严重程度;帮助医师随时不断了解哮喘控制的情况。对患者的意义在于提供在家中进行哮喘监测的客观指标,帮助患者客观地了解哮喘的变化,尽早发现病情恶化的迹象,有足够的时间采取措施预防发作;连续记录每天峰流速值的变化,可了解病情的波动,为医师用药、分析病情提供客观指标。

106. 为什么一些患儿在测峰流速后, 医师仍要求做肺功能检查

峰流速值实际是肺功能检查中最常用的指标之一,主要反映大、中气道的狭窄情况。但对一部分以中小气道狭窄为主的哮喘患儿,该值可能正常,故只靠 PEF 一个指标,有时很难了解整个肺功能情况。此外,对一些轻症患儿,PEF 亦可正常,而肺功能检查却可能发现问题,所以尽管 PEF 是哮喘患儿最常做的简易的肺功能检查项目,但不能完全代替肺功能检查,而需要进一步测定最大呼气-流速容积曲线等,以了解患儿小气道情况。

107. 我需要一个峰流速仪吗 ·

由于测定 PEF 有很重要的临床意义,所以在发达国家,很多患者在家里自备峰流速仪,坚持每天定时测定峰流速,记录成哮喘日记或绘成图表,掌握自己哮喘发作的规律,并根据 PEF 的变化调整用药,大大减少了发作次数,也减轻了发作程度,所以我们建议有条件的患儿都自备一个峰流速仪。假如条件有限,对于下列情况的哮喘患儿自备峰流速仪,每天测 PEF,还是大有必要的。

(1) 哮喘频繁发作,持久不愈。

(2) 病情较重,常需急诊治疗或住院治疗。

（3）虽无全身严重发作，但处在某一经常发作阶段。

108. 怎样依据峰流速值来调整用药

　　测峰流速（PEFR）最好清晨早餐前和晚餐前后各测一次，将其记录下来，绘成曲线，从中可反映患儿的肺功能情况、变化的规律，并据此调整用药，将大大提高治疗效果。一般来说，如果患儿的 PEFR 一直较稳定，突然下降了，可能哮喘就要发作或已经发作了，应尽早用舒张支气管的止喘药物。如果 PEFR 一直低于正常值或个人最佳值，说明治疗效果不满意，应调整药物或请医师帮助解决，有时需要测定用药前和用药后的 PEFR 变化来了解该药对患儿的治疗效果。

　　图 5-2 是正常儿童的身高与 PEFR 的正常关系，从图中可

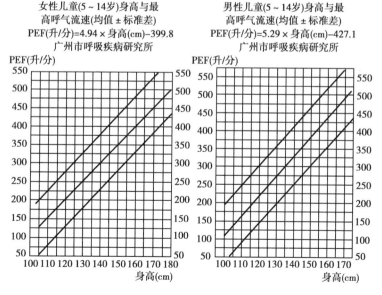

图 5-2　不同身高正常男女儿童用力呼气峰流速

以查出某一身高儿童的正常 PEFR 是多少,例如一个 135cm 高的男孩,从图看,其 PEFR 应该在每分 300ml 左右,即 225~380L/min。

 ## 109. 哮喘自我监测工具(ACT)的 使用方法和意义

ACT 是哮喘长期控制自我监测的一种有效工具,通过测试可以评价哮喘的控制状态,从而提醒患者是否应该就医或改变治疗方案。ACT 分为两套问卷:供 12 岁以上儿童及成人使用的称为 ACT,评估应用量表包括 5 道问题;供 4~12 岁患者使用的称为 cACT,包括 7 道问题,分别需要家长和患儿共同回答。

(1)12 岁以上的患儿和成人使用的 ACT 问题如下:

第一步请将每个问题的得分写在右侧的方框中,见图 5-3。请尽可能如实回答。

• 总分:低于 20 分,未达到目标! 在过去 4 周内,您的哮喘可能没有得到控制。您的医师可以帮助您制订一个哮喘管理计划帮助您改善哮喘控制。

• 总分:20~24 分,接近目标! 在过去 4 周内,您的哮喘已得到良好控制,但还没有完全控制。您的医师也许可以帮助您得到完全控制。

• 总分:25 分,在过去 4 周内,您的哮喘已得到完全控制。您没有哮喘症状,您的生活也不受哮喘所限制。如果有变化,请联系您的医师。

如果您连续 3 个月得分 25 分,肺功能检查正常,医师将根据您的情况,减少药物治疗!

(2)4~12 岁哮喘患儿使用的控制测试表:cACT 是一种简单易行、快速的儿童哮喘评价工具,可通过具体分值量化的评定儿童哮喘控制水平,使患者能够方便地对自身哮喘进行评价在过去 4 周内,在工作、学习或家中,有多少时候哮喘妨碍您进行日常活动?   得分

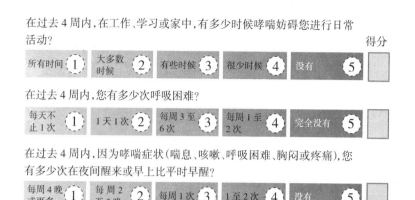

在过去 4 周内,因为哮喘症状(喘息、咳嗽、呼吸困难、胸闷或疼痛),您有多少次在夜间醒来或早上比平时早醒?

在过去 4 周内,您有多少次使用急救药物治疗(如沙丁胺醇)?

您如何评估过去 4 周内您的哮喘控制情况?

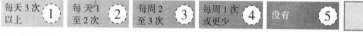

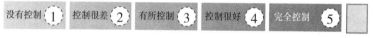

第 2 步:把第一题的分数相加得出您的总分。   总分

第 3 步:翻开此页寻找您得分的含义。

图 5-3 12 岁以上的患儿和成人使用的 ACT 问题

(图 5-4)。

第一步:让您的孩子回答前面的 4 道问题(1~4)。请读完后,不加解释,让患儿凭自己的理解回答,如果孩子需要帮助,可以解释图画表情代表的内容,但要让孩子自己选择答案。您自己回答剩下的 3 个问题(5~7)。

第二步:将每道问题中所选答案的数字写在右边的评分框中。

第三步:把每道题的分数相加得出总分。

第四步:将测试交给您的医师并一起讨论您孩子的总分情况。

总分:23~27 分提示哮喘控制;20~22 分提示部分控制,需

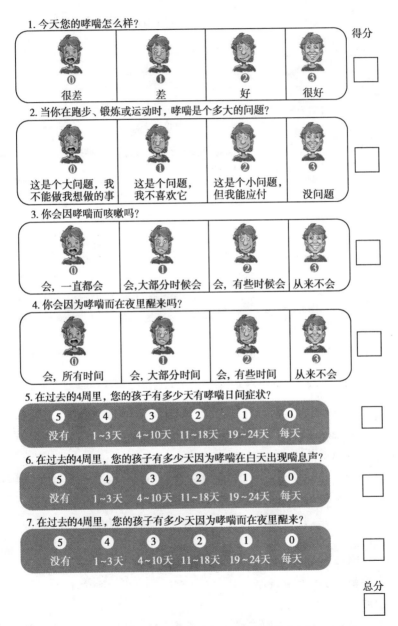

得分

1. 今天您的哮喘怎么样?

⓪	❶	❷	❸
很差	差	好	很好

2. 当你在跑步、锻炼或运动时,哮喘是个多大的问题?

⓪	❶	❷	❸
这是个大问题,我不能做我想做的事	这是个问题,我不喜欢它	这是个小问题,但我能应付	没问题

3. 你会因哮喘而咳嗽吗?

⓪	❶	❷	❸
会,一直都会	会,大部分时候会	会,有些时候会	从来不会

4. 你会因为哮喘而在夜里醒来吗?

⓪	❶	❷	❸
会,所有时间	会,大部分时间	会,有些时间	从来不会

5. 在过去的4周里,您的孩子有多少天有哮喘日间症状?

⑤	④	③	②	①	⓪
没有	1~3天	4~10天	11~18天	19~24天	每天

6. 在过去的4周里,您的孩子有多少天因为哮喘在白天出现喘息声?

⑤	④	③	②	①	⓪
没有	1~3天	4~10天	11~18天	19~24天	每天

7. 在过去的4周里,您的孩子有多少天因为哮喘而在夜里醒来?

⑤	④	③	②	①	⓪
没有	1~3天	4~10天	11~18天	19~24天	每天

总分

图 5-4　4~12 岁哮喘患儿使用的控制测试表

要需求医师好的帮助,及时调整治疗方案;≤ 19 分为哮喘未控制,需要到医院及时治疗。

ACT 和 cACT 得分作为哮喘的监测工具得到广泛的认可,但患者不能根据得分擅自增加或减少药物使用。哮喘控制的关键因素之一是与医师良好地配合。

110. 为什么要写哮喘日记,如何写

记录哮喘日记是加强哮喘患儿自我监督和提高自我管理能力的有效方法。哮喘患者在什么时间、什么情况下发病,对什么食物过敏,用什么药物和什么剂量最适宜,这些对哮喘患者及其医师都非常重要。所以哮喘患儿或其父母每天都应记哮喘日记,让医师根据哮喘日记分析发作诱因和治疗情况,并根据哮喘日记选择或调整药物。

哮喘日记(图 5-5)应包括气温、气压、饮食内容、运动和工作情况;当天的症状和发病情况;使用的药物与剂量;PEF 值及昼夜变化率(图 5-6)。

记录哮喘日记要持之以恒,通过哮喘日记来监测病情变化,掌握发作规律,医师可掌握患儿客观的信息,从而制订出个体化的治疗方案。

111. 过敏性疾病如何进行自我评测

过敏性疾病的发病率逐年上升,环境中的变应原扮演了相当重要的角色。在回答以下几个问题中,可能会发现隐藏的变应原以及自己可能罹患的过敏性疾病。以下问题只做初步诊断参考,患者应以专业医师意见为准。

家中环境常见的变应原:①绒毛玩具、地毯、毛毯、棉被、棉

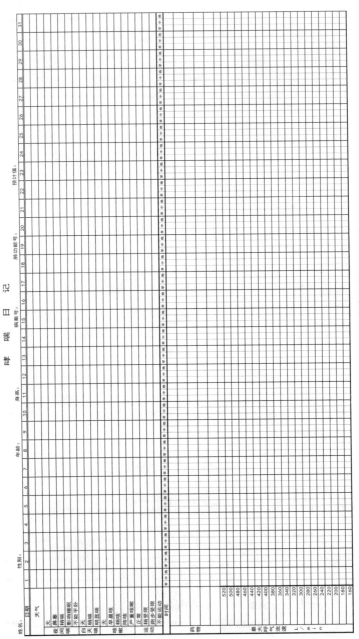

图 5-5　哮喘日记

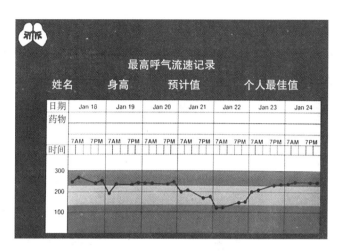

图 5-6 PEF 值及昼夜变化率

制枕头、布窗帘,为隐藏的尘螨等变应原。②小狗、小猫,为猫狗的毛发、皮屑等变应原。③室内观赏植物,为花粉等植物变应原;潮湿的花盆内也可能隐藏各种霉菌变应原。④潮湿阴暗的角落,为隐藏的各种霉菌变应原。⑤剩菜、剩饭,为滋生蟑螂及其分泌物等变应原。

变应性鼻炎的自我评测:①早晨起床连续打喷嚏、流涕;②睡觉容易鼻塞、打鼾;③常常觉得鼻子痒,有时眼睛也会痒;④上述症状于春秋冬季节特别严重;⑤家庭成员(特别是父母)有过敏性疾病。检测结果分析:若您有上述 3 种及以上情况,您很有可能罹患变应性鼻炎,请尽快咨询专科医师意见。

支气管哮喘的自我评测:①慢性咳嗽 >4 周,尤在夜间加重;②剧烈活动后咳嗽不停;③吃完冰冷食物后咳嗽不停;④胸闷(闻烟味、香水、消毒水等);⑤呼吸困难,出现哮鸣音(非感冒发热情况下);⑥上述症状于春或秋冬季节特别严重;⑦家庭成员(特别是父母)有过敏性疾病。评测结果分析:若您有上述 4 种及以上情况,您很有可能罹患支气管哮喘,请尽快咨询哮喘、过敏性疾病专科医师意见。

特应性皮炎的自我评测:瘙痒性丘疹、红斑、水疱,伴随周边皮肤发红;皮肤脱屑、分泌物渗出;皮肤干燥、呈苔藓变化,强烈瘙痒感;上述症状随年龄变化有不同的好发部位,婴儿时期好发于头颈部及四肢,随着年龄渐大则好发于四肢关节屈侧;上述症状常于秋冬季节或接触特定事物后严重;家庭成员(特别是父母)有过敏性疾病。评测结果分析:若您有上述4种及以上情况,您很有可能罹患特应性皮炎,请找过敏专科医师做确切诊断及治疗。

 ## 112. 哮喘患儿外出旅行应注意什么

(1) 对于支气管哮喘患儿来说,旅游前要到医院进行一次体检,了解自己的身体状况是否适合旅游,如果患者处于不稳定期,那么建议放弃旅行。

(2) 事先了解旅行地区天气、就医方便性及有关变应原的情况,防止过敏。春秋季节是旅游的最佳季节,但是对于一些旅游地多为花粉树木的地方,空气中的花粉种类及浓度都是很高的,因此,一定要做好预防措施,尤其对花粉过敏的患者。如果到偏远的山区,应事先了解交通及就近医院的联络方式。

(3) 务必准备一些急性发作缓解药,如速效支气管扩张药及口服激素,并事先咨询医师使用方法。吸入支气管扩张药对急性发作效果很好,应随身携带,并在出门前检查余量是否足够。

(4) 急性剧烈运动前也可预先吸入速效支气管舒张药预防哮喘发作。如哮喘发作吸入速效支气管扩张药2次不能控制,应尽快就医。应注意哮喘发作期间避免旅行。

113. 为什么哮喘患者即使在缓解期亦应定期复查

因为哮喘是一种慢性气道疾病,临床表现为反复急性发作和缓解交替出现,急性发作时因有较典型的哮喘症状,患者和家长易发现病情,积极就医,而在缓解期由于患者很可能没有明显的哮喘发作症状,甚至峰流速值亦在正常范围内,易被忽视。而实际情况是,这个时期的患者虽无临床表现,但肺功能仍有可能异常,气道的慢性炎症也仍存在,可能有时对运动、冷空气、气候变化等因素亦很敏感等,一系列隐匿的表现不易被察觉,因此,应定期复查,坚持按医嘱用药,及时根据病情变化调整治疗方案,经过一段时间的治疗,可以达到非常满意的疗效。

114. 什么是皮肤过敏原点刺试验

皮肤点刺试验是将少量高度纯化的致敏原液体滴于患者前臂、再用点刺针轻轻刺入皮肤表层。如患者对该变应原过敏,则会于 15 分钟内在点刺部位出现类似蚊虫叮咬的红肿块,出现痒的反应或颜色上有改变。我们基本上就能够比较确定过敏性疾病的存在。皮肤点刺试验现为欧洲国家及美国公认最方便、经济、安全、有效的变应原诊断方法,其优点为安全性及灵敏度均高,患者无痛楚,就如被蚊叮一样,且患者及医师都可以立刻知道检验结果。一般适用于检查过敏性疾病的变应原如哮喘、变应性鼻炎、荨麻疹等。

115. 做皮肤过敏原点刺试验需要注意哪些问题

在做此项试验前 72 小时禁服抗组胺类(异丙嗪、氯苯那敏、氯雷他定、西替利嗪等)、丙卡特罗等药物,以及某些含有抗组胺药成分的感冒药、咳嗽药及晕车药等,以免出现假阴性结果。

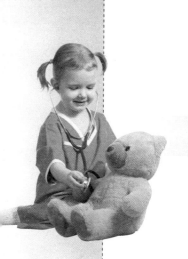

第六章

变应性鼻炎
与哮喘

 116. 什么是变应性鼻炎

　　曾称过敏性鼻炎,是鼻黏膜接触变应原后,由 IgE 介导的炎症反应及其所引起的一系列鼻部症状。变应性鼻炎是一个极为常见的疾病,累及全世界 10%~25% 人口,虽然它不会致命,但经常发作,对患者的生活质量造成了很大影响。变应性鼻炎可单独发病,也常与支气管哮喘同时存在,因此,与支气管哮喘联系非常密切。全球变应性鼻炎的治疗花费非常巨大。

? 117. 引起变应性鼻炎的
　　　原因有哪些

　　本病在儿童时期比较多见,主要原因是各种具有抗原性的物质,如灰尘、尘螨、动物皮毛、花粉等被过敏体质的小儿吸入而引起鼻黏膜致敏。

71

可分为常年性和季节性两种,季节性者如花粉症是其中最典型的一种,也可以由于冷空气或食入鱼、虾、牛奶等引起。但食物过敏很少单独引起鼻部症状。

118. 变应性鼻炎的症状是什么,有哪些影响,会产生哪些并发症

　　可为慢性及反复的鼻塞,频繁打喷嚏,大量清水样鼻涕伴有鼻痒,嗅觉减退或失嗅,其中以鼻塞最为常见。若有大量脓涕,则要注意合并鼻窦炎的可能(后者为变应性鼻炎不及时治疗造成的常见合并症)。检查鼻腔可见鼻黏膜苍白、水肿,呈息肉样变或形成息肉。若有以上症状可做吸入型皮肤过敏试验,可显示对变应原的阳性反应。

　　变应性鼻炎的本身不是特别严重的疾病,但却可带来巨大的影响。长期变应性鼻炎可出现乏力、精神萎靡、食欲缺乏、体重减轻等,影响儿童的生长发育及在各方面的表现,造成学习成绩不良,社交、娱乐障碍,缺乏自信心。

　　另外,变应性鼻炎常见的并发症主要由鼻部的炎症所致。鼻和鼻咽是上气道的重要防卫器官,通过黏膜纤毛摆动和腺体分泌液的功能,可防止空气中病原、变应原和异物的侵入。长期变应性鼻炎、感染和炎症向其周边器官侵犯,可引起鼻窦炎、支气管炎、支气管哮喘、咽炎、中耳炎、眼结膜炎、扁桃体炎、腺样体肥大、睡眠呼吸障碍及长期慢性中耳损害引起听力和语言障碍等一系列并发症。

119. 变应性鼻炎有几类

　　2010年世界卫生组织(WHO)专家组发表的《变应性鼻炎

及其对哮喘的影响》(简称 ARIA),提出变应性鼻炎可分为间歇性和持续性两种。前者指 1 周内少于 4 天或一次发作持续时间少于 4 周;后者指 1 周内超过 4 天并超过 4 周。根据其对患者日常生活的影响分为轻度、中~重度。

120. 如何区分感冒和变应性鼻炎

(1) 打喷嚏:感冒会打喷嚏,但次数并不多,更不会连续打十几个甚至几十个;而变应性鼻炎的症状之一就是连续打喷嚏,有的人甚至会一天打 30 个以上的喷嚏。

(2) 流清鼻涕:从感冒伴随的症状来看,流清鼻涕一般出现在感冒初期,且量并不会很多。而变应性鼻炎恰恰相反,伴随着打喷嚏会有大量鼻涕。

(3) 鼻痒:感冒时鼻子最主要的症状不是痒,而是长时间的鼻塞。而患上变应性鼻炎,鼻腔与咽喉部位就会非常痒,忍不住要不停地用手揉搓鼻部。鼻痒严重的患者还会伴有眼、耳、咽喉等多处发痒,出现嗅觉减退。

(4) 全身症状:由于感冒是由病毒或细菌导致的呼吸道感染,发病的主要原因是由于人体本身免疫力下降,因此,在感冒的同时,一定还会并发一些全身症状,如全身无力、肌肉酸痛等。而变应性鼻炎由于是人鼻黏膜对某种物质产生的免疫变态反应,因此,发作时通常不会出现以上全身症状,亦不会出现发热等感染情况。

121. 如何治疗变应性鼻炎

(1) 脱敏疗法:找到变应原后,应避免再接触,亦可用脱敏方法注射或含服变应原制剂进行特异性免疫治疗。

(2) 局部疗法:可用糖皮质激素鼻喷剂(丙酸氟替卡松鼻喷雾剂、布地奈德鼻喷雾剂、糠酸莫米松鼻喷雾剂),每天 1~2 次,每次 1~2 喷;亦可短期用 1% 呋麻液滴鼻减轻鼻塞,并可同时服用盐酸西替利嗪、氯雷他定等抗组胺药,症状较重者可短期口服糖皮质激素类药物。

(3) 鼻腔冲洗:鼻腔冲洗是对鼻子的清洁工作。鼻子是非常精密、灵敏的器官,需要细心的保护,可由洗鼻腔来清除附着在鼻腔的各种污染和病菌,以预防疾病。因此,变应性鼻炎儿童可通过清洗鼻腔来清除鼻腔内的变应原。

(4) 中医中药:中药成分在部分患儿中有一定疗效。

122. 变应性鼻炎能否治愈,一旦再遇到变应原还会不会再复发

变应性鼻炎是过敏体质接触变应原引起的,这种过敏体质与基因有关,很难改变,所以变应性鼻炎要彻底治愈很难。目前的治疗是用一些药物使得症状得到控制,但还是要避免变应原,否则仍会复发。如有可能,进行脱敏治疗。

123. 如何正确地使用鼻喷雾剂

(1) 轻轻地振摇瓶子,用食指和拇指握住盖子边缘,拔掉瓶盖(图 6-1A)。

(2) 拿着喷雾器,食指和中指各位于喷嘴的一侧,拇指在瓶底(图 6-1A)。

(3) 如果第一次使用或一周或更久未用,请检查一下喷雾器喷雾是否正常,可将喷嘴远离身体,向下压几次,直到喷雾器喷雾正常为止。

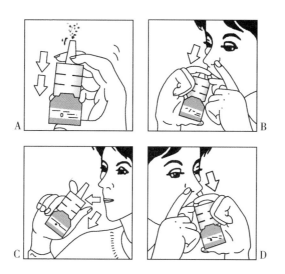

图 6-1　如何正确地使用鼻喷雾剂

（4）轻轻地用鼻呼吸（图 6-1B）。

（5）按住一个鼻孔，将喷嘴放入另一鼻孔，头稍前倾，保持瓶子直立（图 6-1B）。

（6）开始用鼻吸气，此时用手指压一下小瓶使其喷出 1 喷药液（图 6-1B）。

（7）用口呼气，如果需要再喷一次请重复步骤 6 和 7（图 6-1C）。

（8）另一鼻孔重复步骤 5、6 和 7（图 6-1D）。

124. 变应性鼻炎应注意哪些事项

变应性鼻炎首要解决问题是查找自己过敏的物质，即变应原，并尽量避免它。当症状主要发生在花粉季节，应尽可能避免在户外，尤其是接触花草或者腐烂的树叶以及柳絮和法国梧桐的果毛，外出时可以戴口罩或可以到变应原较少的海滨。

当症状主要发生在室内,可以注意以下几点:

(1) 家具摆设简单。

(2) 控制室内霉菌和霉变的发生。

(3) 尽量杀灭尘螨和蟑螂等。

(4) 远离宠物。

(5) 清洗鼻腔。

? 125. 变应性鼻炎与哮喘有什么关系

变应性鼻炎与哮喘经常并存,两者多由同样的变应原所致敏。过敏体质儿童吸入变应原后,引起鼻腔和(或)气道类似的炎症改变。因此,一旦接触变应原,在引起变应性鼻炎的同时或稍后,会出现哮喘症状。在众多的变应性鼻炎患者中,约30%合并哮喘,是非鼻炎人群哮喘患病率的3倍。另一项调查发现,约78%的支气管哮喘患者伴有变应性鼻炎,变应性鼻炎是支气管哮喘的一个重要的独立危险因素,认识到两者的密切关系对临床的诊治很重要。合并变应性鼻炎的支气管哮喘患者,应积极治疗鼻炎,这样可以大大减小哮喘发作的风险。

? 126. 如何使用鼻冲洗

操作说明:在每次使用前,请您仔细洗手,并按照"清洁、消毒"章节的有关规程清洁 RhinoClear。在治疗过程中建议采取足够的保护,防止可能的滴溅。

① 将鼻孔接头(a)和分离器(b)移开。

② 将清洗溶液(最大 10ml)注入带有锥体(c)的雾化液储槽(d)中。

③ 盖紧分离器(b),确认冲洗装置上的箭头与分离器上的

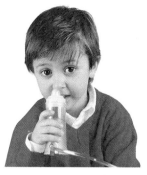

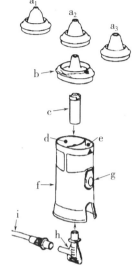

图 6-2 鼻冲洗及鼻冲洗器的构造图

箭头对齐。然后选择适合您年龄的鼻孔接头或最适合您鼻孔尺寸的接头(a_1、a_2、a_3),扣紧于分离器上。

④ 将空压机的空气导管(i)与 RhinoClear 所提供的弯连接头(h)连接。

⑤ 打开空压机开关。

⑥ 将清洗器靠近您的鼻子,并将一个鼻孔置于鼻孔接头的孔上。

⑦ 治疗中,建议用手指压住另一个鼻孔,使其保持关闭。

⑧ 在吸气阶段,按下控制开关按钮(g),开始鼻腔清洗。在呼气前,松开开关按钮;在这个阶段,通过治疗的鼻孔轻轻地向 RhinoClear 的废液储槽擤一擤鼻子,有利于排出分泌物。

⑨ 按同样的步骤 6~8,清洗另一个鼻孔。要清洗两个鼻腔,您应该平均分配清洗溶液。

⑩ 当针对儿童或配合能力不好的人,不能按步骤 8 自行协调清洗的时候,建议约每 20 秒钟更换另一个鼻孔,这样交替暂

停,以便黏液排出。

上述步骤对于使用生理溶液进行鼻腔清洗是有帮助的。在运用药物进行治疗前,用生理溶液清洗您的鼻腔是一种很好的方法。清洗后,药物将更加有效地分布于鼻黏膜。

治疗结束后,关闭空气压缩机。按"清洁、消毒"章节的有关规程清洁和(或)消毒本装置。

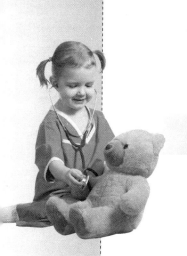

第七章

食物过敏

 127. 什么是食物过敏

食物过敏是一种由于人体进食某种食物引起的、可重复发生的机体免疫系统异常反应,是一种变态反应性疾病。它引起胃肠道和(或)其他组织器官的结构及功能改变,诱发荨麻疹、湿疹、腹泻、哮喘病、变应性鼻炎、喉头水肿和过敏性休克等。食物过敏在儿童尤其是婴幼儿中很常见,是造成儿童继发性营养不良的原因之一。

128. 食物过敏的发病情况怎样

6%~8% 的儿童及 1%~2% 的成人存在食物过敏。食物过敏多发生在出生后的第 1 年,从出现症状到能耐受该食物的时间平均约 1 年。在严格避免食用过敏食物 1~2 年后,约 1/3 的食物过敏症状可消失。但花生、坚果、鱼、贝类过敏则较难消失。

129. 有哪些食物会引起过敏

引起食物过敏的原因很多,食物的种类本就繁多,加上制作、加工、储存过程中可能产生新的变应原,使得食物过敏就更复杂了。能引起过敏的食物,主要是含有蛋白质的食品。

最常见的有下面 8 大类:牛奶、大豆、鸡蛋白、鱼、贝壳类海产品、花生、坚果及小麦。

但需要注意,诊断某种食物过敏要谨慎,更不能轻率地让患儿不吃某些食物而造成其营养不良。

130. 食物过敏有哪些表现

食物过敏引起的变态反应可累及全身多个系统,以下是一些常见的食物过敏症状:

(1)皮肤症状:湿疹(俗称"奶癣")、风疹、唇周或眼睑水肿等。

(2)胃肠道症状:持续呕吐、腹泻、血便、无故拒奶、便秘等。

(3)呼吸道症状:气喘、频繁咳嗽、流涕等。

(4)全身症状:烦躁不安、频繁哭吵、生长发育迟缓。

在排除感染等其他因素后,如果患儿进食后出现一种或多种上述症状时,就要怀疑其发生了食物过敏,及时就医,及早明确诊断。

131. 食物过敏患者的治疗

食物过敏治疗的关键在于做好食物变应原的回避。如 1 岁以内牛奶蛋白过敏的婴儿,要严格回避含牛奶蛋白的食物,包括牛奶配方奶粉及含牛奶蛋白的米粉、其他奶制品等。

一般来说,食物过敏婴儿的固体辅食添加要适当延后,尤其是鸡蛋的添加。有些专家建议延迟到 1 岁以后,因为牛奶过敏的婴儿也很容易发生鸡蛋过敏。

为谨慎起见,食物过敏的婴儿在添加任何辅食之前,应咨询专业医师,确保其中不含变应原。

一些抗过敏药、如盐酸西替利嗪等可预防及部分缓解食物过敏。但多数疗效欠佳,在急性食物过敏反应发生时,立即应用肾上腺素是至关重要的。

 ## 132. 纯母乳喂养的婴儿也会发生牛奶蛋白过敏吗

母乳是婴儿最理想的营养来源,世界卫生组织(WHO)推荐纯母乳喂养至少要持续 6 个月,尤其是对有家族过敏史的婴儿。纯母乳喂养可以预防婴儿食物过敏的发生。

但有些纯母乳喂养的婴儿,仍会出现牛奶蛋白过敏的症状,如湿疹、持续腹泻、便秘或呕吐等。这是因为母乳喂养的婴儿也发生了牛奶蛋白过敏。可能的原因是母亲在怀孕期大量进食鸡蛋、牛奶或贝类海鲜等导致的"宫内致敏";母亲在哺乳期摄入牛奶、鸡蛋、贝类海鲜等食物蛋白,这些食物变应原通过乳汁传递给婴儿,导致婴儿的过敏症状。

133. 食物过敏对婴儿的将来 ･･
有何影响

　　一般来说,过敏性疾病有个发展进程,不同年龄段,受累的器官不同。3 岁前,多表现为食物过敏导致的湿疹、腹泻等;3 岁以后,支气管哮喘、咳嗽等呼吸道疾病明显增加;到 10 岁以后,变应性鼻炎逐渐增多。临床研究显示,食物过敏是诱发哮喘的一个危险因素,我们要重视婴儿的食物过敏现象,一旦发生食物过敏,就要采取积极措施,以降低婴儿将来发生其他过敏性疾病的风险。

134. 如何预防食物过敏 ･･

　　产前控制母亲饮食对预防婴儿过敏的效果尚不明确,尚处于研究之中。因涉及母胎营养,应谨慎。母亲吸烟增加婴儿过敏风险,应尽量戒绝。纯母乳喂养可有效减少婴儿期过敏发生。但高过敏风险婴儿乳母应适当控制易致敏食物摄入,如花生、鸡蛋、牛奶等。出生后前 6 个月推荐母乳喂养。如果婴儿已发生过敏性疾病,建议持续纯母乳喂养乳母应尝试回避牛奶等可疑食物。所有的医师推荐必须根据地区和饮食习惯而进行调整。目前最新的研究认为,不建议推迟固体食物于 6 个月以后添加。但如有明确过敏食物过敏者,须在医师指导下进行酌情添加。混合或人工喂养婴儿采用适度(部分)水解蛋白配方奶,建议尽早使用,因早期接触全牛奶配方可能导致机体致敏。喂养应持续度过婴儿期,待免疫系统和消化系统发育适度完善后(6 个月以后),逐步添加过渡性饮食。对牛奶过敏及存在持续和(或)严重过敏症状的婴儿,完全避免含有牛奶蛋白成分的配方和食物。可选择的主要配方奶包括氨基酸配方奶粉、深度水解蛋白配方奶。治疗的疗程为 1~3 个月。一般在 1~2 周可见效。豆奶配方,西方国家豆奶过敏与牛奶有较大交叉反应,我国尚缺少研究资料,可根据患儿病情酌情试用。牛奶、鸡蛋、花生 3 种最常见的致敏食物中,花生过敏最严重,持续时间最长。在婴儿适当使用功能明确的益生菌菌株,对预防婴儿期过敏及减轻婴儿湿疹症状有一定作用。

第八章

其他相关性疾病

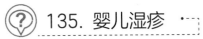

135. 婴儿湿疹

　　婴儿湿疹是生后较早出现的皮肤过敏性疾病,其发病具有明显的遗传因素,患儿近亲中常有变应性鼻炎和(或)哮喘者。本病的发病率为3%~4%,90%始于5岁以内,80%始于生后第1年内,多数开始于出生后2~3个月,5岁以上发病者需同时考虑其他疾病,排除后才考虑本病。湿疹发病季节特点为夏轻冬重,冬季可能由于天气干燥,室内加热等原因致室内湿度较低。从而引起皮肤干燥,瘙痒加重。开始于婴儿期的湿疹,一般在3岁左右好转,严重者消退较慢。有些病例到青春期再次加重,到20岁左右消退。约80%患儿在他们的皮肤症状消退后,又发生了变应性鼻炎和哮喘等呼吸道过敏疾病。这些患儿大多数终生皮肤干燥,与其体质和免疫特点有关。

136. 小儿打鼾应注意什么

小儿打鼾多数是因为鼻咽部腺样体及扁桃体增生肥大或有颅面结构的发育畸形。由于气道阻塞,容易发生呼吸暂停,从而出现缺氧,影响小儿的正常智力发育和学习。已经有报道称,严重的打鼾可以引起小儿的痴呆。如果你的孩子夜间打鼾,尤其有上课注意力不集中,嗜睡,记忆力下降,学习成绩差,需到耳鼻咽喉科就诊,请耳鼻喉科医师为患儿检查鼻咽和腺样体及是否还有其他问题存在。

 ## 137. 什么是变应性结膜炎

也称过敏性结膜炎,是眼部发生的一类变态反应性疾病,是过敏在眼睛的表现。变应性结膜炎有急性、慢性、季节性、常年性等。常与变应性鼻炎伴发,表现为眼痒,眼结膜充血、发红,肿胀和流泪。应与非变应性结膜炎相区分。

 ## 138. 肥胖与哮喘有关吗

肥胖的人行动时体重负担较重,比较容易"喘"。另外,肥胖的人较少运动,对运动的耐力差,所以只要动,就易"喘",但这并不是哮喘。

流行病学研究显示,肥胖和哮喘具有一定联系。这可能与肥胖患者肺容量较低有关。肥胖患者更容易发生气道狭窄和气道高反应。但仍然没有证据证实,肥胖能够加重气道炎症,这方面须进一步研究,阐明其关系。

? 139. 什么是上气道咳嗽综合征 ···

上气道咳嗽综合征是引起儿童,尤其是学龄前与学龄期儿童慢性咳嗽的常见病因之一,指的是各种鼻炎、鼻窦炎、慢性咽炎、腭扁桃体和(或)增殖体肥大、鼻息肉等上气道疾病引起的慢性咳嗽。主要特点为咳嗽持续时间长(常 >4 周),伴有白色泡沫痰或黄绿色脓痰,咳嗽以晨起或体位变化时为甚,伴有鼻塞、流涕、咽干并有异物感和反复清咽等症状。

? 140. 变应性鼻炎和哮喘相关吗 ···

变应性鼻炎也称为过敏性鼻炎,鼻炎和哮喘是儿童最常见的呼吸道过敏性疾病,两者同属呼吸道慢性变态反应性疾病,具有共同的发病基础,共同的变应原。因此,变应性鼻炎和支气管哮喘两者关系密切,有"同一气道,同一疾病"的说法。流行病学资料显示,哮喘儿童中合并变应性鼻炎者高达 80%,变应性鼻炎儿童则有 20%~40% 同时有哮喘,且两者发病率均逐年升高。因此,哮喘患儿一定要注意是否合并变应性鼻炎,对于合并有变应性鼻炎的哮喘患儿,规范治疗哮喘的同时,一定要规范治疗变应性鼻炎。

? 141. 变应性鼻炎(过敏性鼻炎)的表现有哪些

变应性鼻炎是过敏性个体接触变应原后,由 IgE 介导的鼻黏膜炎性反应引起的一系列鼻部症状,主要表现有鼻痒、喷嚏、鼻内分泌物增多(流涕)和鼻塞(堵)等。鼻痒是变应性鼻炎的特征性表现,患儿不断地用手抠鼻或揉擦鼻部,不少患儿因鼻痒常做出歪口、耸鼻等动作。喷嚏大多在清晨起床后明显,可连续数个甚至数十个。鼻分泌物为清水样,如继发感染,鼻分泌物可为黏性或脓性分泌物。变应性鼻炎常伴有变应性眼结膜炎,表现为眼痒、流泪或伴有结膜充血、水肿。

142. 什么是阻塞性睡眠呼吸暂停低通气综合征

阻塞性睡眠呼吸暂停低通气综合征指的是睡眠过程中频繁发生部分或全部上气道阻塞,扰乱儿童正常通气和睡眠结构而引起的一系列病理生理变化,腺样体和扁桃体增大是儿童常见的病因。主要表现为睡眠打鼾、张口呼吸、睡眠不安、睡眠呼吸停止、白天困倦、嗜睡。此外,也有患儿出现夜间惊醒、梦游、遗尿等表现。如果没有及时干预,会出现生长发育落后、代谢紊乱、认知缺陷、行为异常(多动、注意力不集中和学习成绩差等)和心血管系统疾病(肺动脉高压、高血压和心律失常等),甚至猝死。

此外,儿童在打鼾时由于鼻咽部阻塞而长期用口呼吸,气流长时间冲击硬腭会使硬腭变形、高拱,久而久之,面部的发育会变形,出现上唇短厚翘起、下颌骨下垂、鼻唇沟消失、硬腭高拱、牙齿排列不整齐、龅牙等情况,称为腺样体面容。

143. 什么是睡眠呼吸监测

整夜睡眠呼吸监测是国际公认的睡眠呼吸暂停低通气综合征的有效辅助检查技术和诊断金标准,可以为患儿提供科学准确的临床诊断,为下一步开展必要的治疗做好准备。

睡眠呼吸监测是通过口鼻气流感应器、胸腹带及在小儿头部、眼周、下颏等部位放置的电极,在小儿夜间睡眠的同时,连续并同步地描记脑电、呼吸等 10 余项指标,全部记录次日由仪器自动分析后再经人工逐项核实。整个监测过程是无创的,电极的放置及连接类似于心电图的操作方法。监测主要由三部分组成:①分析睡眠结构、进程和监测异常脑电;②监测睡眠呼吸功能,以发现睡眠呼吸障碍,分析其类型和严重程度;③监测睡眠心血管功能。

144. 哮喘患儿夜间打鼾需要重视吗

哮喘和阻塞性睡眠呼吸暂停低通气综合征(obstructive sleep apnea and hypopnea syndrome, OSAHS)都是常见的呼吸系统疾病。两种疾病的发病率均呈逐年升高的趋势。哮喘患者容易伴发夜间打鼾和呼吸暂停,而 OSAHS 患者中合并哮喘的比例也较正常人群明显增高。OSAHS 不仅会影响儿童的生长发育和身心健康,哮喘患儿合并 OSAHS 则会影响哮喘治疗效果。2014 年全球哮喘管理和预防策略(GINA)在涉及到难治性哮喘和严重哮喘的处理中明确提到,对这些哮喘患者需要检查合并症的存在,其中就包括 OSAHS。

因此,如果哮喘患儿出现夜间打鼾的情况,应给予高度重视。应注意孩子是否还存在张口呼吸、夜间憋气等表现。建议做整夜睡眠呼吸监测来确定患儿是否存在 OSAHS,并积极寻找病因,给予相应的治疗,这样除有利于 OSAHS 症状的改善外,也有利于哮喘达到完全控制。

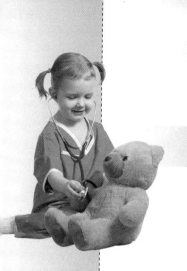

第九章

过敏性疾病的免疫治疗（脱敏治疗）

145. 如何有效治疗儿童过敏性疾病

最有效地治疗过敏性疾病是许多患儿家长和医师的愿望。世界卫生组织（WHO）指导性文件提出，过敏性疾病如变应性鼻炎、特应性哮喘和蜂毒过敏等的治疗的最佳组合是避免接触变应原，患者教育，适当的药物治疗，如可能，使用标准化的变应原进行免疫治疗。以目前的医疗水平而言，免疫治疗可帮助一些患儿达成这样的愿望。

1998 年 WHO 在免疫治疗指导文件中指出，脱敏治疗是唯一一种可改变过敏性疾病自然进程的对因治疗。在疾病的早期开始脱敏治疗可能改变其长期病程。儿童脱敏治疗的疗效优于成年人。成功的脱敏治疗取决于标准化的、高质量的免疫治疗制剂。

146. 什么是脱敏治疗

　　脱敏治疗又称为特异性免疫治疗,它是通过给患者皮下注射或使舌下含服其过敏的变应原。后者由少到多,反复多次进入过敏患者体内,患者逐渐产生耐受,达到降低患者对变应原敏感反应的治疗手段。这一疗法在世界上开展了近百年,国内北京协和医院变态反应科开始应用已达半个多世纪,首都儿科研究所哮喘防治中心及国内其他一些医院开展螨过敏的脱敏治疗已近 10 年之久,治愈了不少患者,积累了丰富的临床经验。

147. 脱敏治疗适用于哪些患者

　　不是所有的过敏患者均可以进行脱敏。儿童脱敏治疗的对象主要是有明确致敏变应原的轻~中度哮喘患儿和变应性鼻炎及特应性皮炎患儿。目前比较成功和效果明确的是单独尘螨过敏或尘螨过敏为主的患儿。

148. 什么情况下建议患者进行脱敏治疗

　　总体上讲,对尘螨过敏且表现出相应呼吸系统症状的患者均可进行脱敏治疗。从具体方面说,2001 年变应性鼻炎与哮喘的关系(ARIA)指南明确指出特异性免疫治疗应特别适于以下情况:

　　(1) 暴露于难以避免的吸入变应原后出现症状的患者。

　　(2) 每天都要使用对症用药,且症状持续时间较久的患者。

(3) 通过口服抗组胺药和(或)鼻内用药等常规药物治疗后病情仍不能充分控制的患者。

(4) 不愿长期连续使用药物治疗的患者。

(5) 长期用药后出现不良反应的患者。

 ## 149. 皮下注射脱敏治疗的疗程是多长

皮下注射脱敏治疗分为初始治疗阶段和维持治疗阶段。初始治疗是每周注射 1 次,从起始量开始逐渐递增到维持量,需要 4~6 个月的时间;维持治疗为每隔 6~8 周注射 1 次。总的治疗时间约 3 年。

 ## 150. 在哪里可进行皮下注射的脱敏治疗

采用标准化的变应原提取液进行免疫治疗时,从患者治疗安全角度考虑,要求患者每次注射必须在医院的脱敏治疗室进行,注射后需观察 30 分钟。变应原提取液要求在治疗室冷藏保存。在北京,可为儿童进行皮下注射脱敏治疗的有北京儿童医院和首都儿科研究所附属儿童医院。

 ## 151. 脱敏治疗的疗效怎样

以尘螨脱敏治疗为例,脱敏治疗可显著减轻哮喘、鼻炎相关症状,减少哮喘发作次数,减少哮喘、鼻炎的长期控制用药,减轻尘螨变应原的皮肤过敏反应。经过 0.5~1 年的脱敏治疗,很多患儿可以达到脱敏长期控制用药。

152. 成功的脱敏治疗能够为孩子带来什么益处

　　经过足够疗程的脱敏治疗后,能明显减轻变应性鼻炎患儿的喷嚏、流涕、鼻塞、鼻痒等症状,部分患儿可达到完全无症状状态,疗效长期稳固;特应性哮喘患儿经过正规脱敏治疗后,能明显减轻甚至消除患儿气喘、气急症状,即使疗程结束后疗效也将维持相当长的时间,甚至终生;成功的脱敏治疗可以预防新的过敏症状产生,预防变应性鼻炎进一步发展为特应性哮喘;儿童的免疫系统可塑性较强,脱敏治疗的疗效会更显著。

153. 成功的脱敏治疗取决于哪些因素

　　成功的脱敏治疗取决于以下三个主要因素:①使用标准化的变应原疫苗;②经过专业培训的医护人员;③患儿与家长在整个治疗过程中的密切配合和积极参与。
　　进行脱敏治疗应该注意以下事项:
　　(1) 从确诊过敏性疾病开始,即使最后您的症状通过治疗得到了充分改善,仍然不要忘记尽量避免接触变应原。
　　(2) 您所注射的脱敏疫苗和引起您过敏的变应原完全相同,通过逐步增加它的注射剂量,直至一个最佳的维持剂量,可帮助您的身体能够逐渐"耐受"变应原。同时,注射的间隔也将逐渐延长,从开始的每周注射到每 1~2 个月进行一次注射,整个治疗过程一般需要 3 年。

（3）注射必须在符合国际标准诊疗规范的脱敏治疗中心由专业医护人员进行。

（4）在每次注射之前，需要进行必要的问诊和相关检查，包括对呼吸系统的评估并进行记录。专业医师会根据您的具体情况，决定此次注射治疗是否可以进行，并选择合适的注射剂量。

（5）在每次注射之后，您必须在中心观察 30 分钟。此期间，可能会出现局部反应(如局部皮肤出现红晕、肿胀)或可能伴有过敏反应的常见症状(如鼻炎或哮喘)，如果出现上述症状请立即报告。医师随时帮助您处理可能出现的任何反应。

（6）在您离开中心之前，医护人员还要对注射部位进行检查，并再次对您的呼吸功能进行评估。

（7）在注射部位可能会出现小的结节，但通常在 24 小时内消失，不会影响下次的注射治疗；只有在极少数情况下，可能出现迟发反应，如果反应很严重，您应当与医师联系或到医院就诊。

（8）在注射后的 24 小时之内，你应当避免剧烈的体力活动及长时间的热水浴。

（9）如果您因为差旅等原因需要暂时中断治疗，请务必预先通知医师，以免影响治疗。

（10）治疗期间出现下列情况时应及时向您的治疗医师反映，便于调整治疗方案：①发热或出现其他感染症状；②注射前有过敏反应发生；③肺功能显著下降；④异位性(特应性)皮炎发作；⑤最近接触过变应原；⑥注射了其他疫苗。

154. 脱敏治疗有不良反应吗

个别患者出现局部注射处红肿瘙痒,极少数出现哮喘、鼻炎症状,经对症治疗常可很快控制。全身过敏不良反应极其罕见。脱敏治疗要求患者在治疗至少30分钟前服用抗过敏药,从而预防过敏发生。

155. 脱敏治疗期间需要使用其他治疗哮喘或鼻炎的药物吗

脱敏治疗与使用哮喘的药物治疗并不矛盾。根据患儿哮喘和鼻炎病情的严重度以及脱敏治疗的进程,医师将会调整患儿哮喘或鼻炎的药物治疗。随着脱敏治疗效果的显现,其他治疗药物的用量可逐渐减少,直至完全停用。

156. 什么是屋尘螨变应原制剂,应如何使用

屋尘螨变应原制剂是用于皮下脱敏治疗的药物的商品名,其成分为标准化的屋尘螨变应原提取液。目前全球很多患者在使用,疗效可靠。屋尘螨变应原制剂包括起始盒(含100 SQ-单位/ml、1000 SQ-单位/ml 和 10 000 SQ-单位/ml、100 000 SQ-单位/ml 浓度各一瓶)、维持盒(100 000SQ-单位/ml 一瓶)两种包装,分别用于脱敏治疗起始阶段和维持阶段(表9-1)。

表 9-1　屋尘螨变应原制剂使用方法和注射剂量

	就诊 时间	注射 序号	注射 瓶号	容量 （ml）	疫苗浓度 （单位/ml）	剂量 （单位）
	第1周	1	1	0.2	100	20
	第2周	2	1	0.4	100	40
	第3周	3	1	0.8	100	80
	第4周	4	2	0.2	1000	200
	第5周	5	2	0.4	1000	400
	第6周	6	2	0.8	1000	800
起始治疗阶段	第7周	7	3	0.2	10 000	2000
	第8周	8	3	0.4	10 000	4000
	第9周	9	3	0.8	10 000	8000
	第10周	10	4	0.1	100 000	10 000
	第11周	11	4	0.2	100 000	20 000
	第12周	12	4	0.4	100 000	40 000
	第13周	13	4	0.6	100 000	60 000
	第14周	14	4	0.8	100 000	80 000
	第15周	15	4	1.0	100 000	100 000
	第17周	16	4	1.0	100 000	100 000
	第21周	17	4	1.0	100 000	100 000
维持治疗阶段	第27周	18	4	1.0	100 000	100 000
	第33周	19	4	1.0	100 000	100 000
	第39周	20	4	1.0	100 000	100 000
	第45周	21	4	1.0	100 000	100 000
	第51周	22	4	1.0	100 000	100 000

? 157. 什么是畅迪

畅迪是用于舌下脱敏的药物,主要成分为粉尘螨变应原活性蛋白。可有效治疗特应性哮喘和变应性鼻炎。用药方式:舌下含服。畅迪有 5 种不同浓度的滴剂,分别为畅迪 1 号、2 号、3 号、4 号、5 号,浓度依次递增,1 号浓度最低,5 号浓度最高,1~5 号需要顺次使用,儿童不使用 5 号。

? 158. 儿童如何使用畅迪进行脱敏治疗

用药方法:将药物滴于舌下,含 1~3 分钟后吞咽,每天 1 次,每天固定时间用药,最好早饭前服用。

不能自行服药的儿童,需要家长帮助将药物滴在患儿舌下,在家长监督下含服 1~3 分钟,然后咽下。

畅迪的脱敏治疗分为两个阶段:递增期治疗和维持治疗。递增期治疗共 3 周,顺次使用畅迪 1 号、2 号、3 号;第 4 周起开始维持治疗,此后持续使用畅迪 4 号,直至整个疗程结束。

? 159. 使用畅迪进行脱敏治疗需要多长时间

世界卫生组织指出脱敏治疗是针对病因的治疗,治疗时间越长,疗效越好,建议治疗 3~5 年。

尽早治疗、足够疗程是脱敏治疗成功的关键。小儿脱敏能否达到根治,关键要看家长能否坚持。畅迪脱敏治疗至少 2 年,建议治疗 3~5 年。

 160. 如何安全有效地使用畅迪

极少数患儿在递增期治疗阶段可能会出现轻微的不良反应,可表现为皮疹、胃肠道不适、头痛、疲劳或哮喘或鼻炎轻度发作,以皮疹较多见。

不良反应大多可自行缓解,随着患儿对用药的逐渐适应,维持治疗期间出现不良反应的情况会明显减少。

如果孩子用药过量,也不必惊慌,通常用药稍过量不会有异常反应,但少数患儿会有轻微不适,且大多可自行缓解。

若患儿服药后出现不良反应,应根据情况调整第 2 天的用药量,减量或停药。

(1) 若患儿在递增期治疗阶段(畅迪 1、2、3 号),出现了因服药引起的不良反应,第 2 天药量应减 3 级,减至前 3 天的量,见图 9-1。

(2) 若患儿在维持治疗期间(畅迪 4 号),出现了因服药引起

	畅迪 2 号
第 1 天	1 滴
第 2 天	2 滴
第 3 天	3 滴
第 4 天	4 滴
第 5 天	6 滴
第 6 天	8 滴
第 7 天	10 滴

图 9-1　如患儿在服用畅迪 2 号 8 滴(第 6 天)时出现不适,那么第 2 天应服用前 3 天的量,即第 3 天的 3 滴

的不良反应,那么第 2 天药量应减至 3 号 10 滴。

若患儿出现不良反应,可对症用药进行处理。若发现不良反应有进行性加重趋势,应立即去医院就诊,医师会根据当时的状况做妥善处理,同时第 2 天应停药,症状缓解后遵医嘱继续治疗。

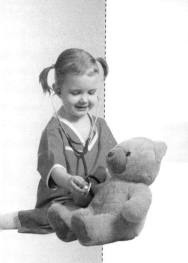

第十章

与哮喘相关的组织及活动介绍

? 161. 什么是"哮喘之家"

"哮喘之家"是由医师、患者及其家属、社会团体及其他关注哮喘患者的人士自发组织的，为了及时更新和提高医师的哮喘防治知识，贯彻 GINA 方案，加强对患者及其家属的管理和教育而设立的一个机构。"哮喘之家"是一种防病与治病相结合的新型医学模式，可加强医师和患者、患者和患者、社会团体和医师之间的沟通和联系，促使患者和医师建立伙伴关系，维护良好的医患关系。"哮喘之家"提供患者及其家属自我管理、教育、咨询和相互交流的机会，增强哮喘患者的自我防治能力。

? 162. 什么是世界哮喘日

世界哮喘日是由世界卫生组织推出的一项

活动,其目的是增加公众对哮喘这一疾病现状的了解,提高医务工作者对哮喘的认识和哮喘患者自我管理的意识。

1998 年 12 月 11 日,世界卫生组织在西班牙巴塞罗那召开世界哮喘会议。欧洲呼吸学会(ERS)等机构代表世界卫生组织在此次会议上举办了主题为"帮助我们的儿童呼吸"的第一个世界哮喘日,并提出自 2000 年起,将每年 5 月份第一周的星期二举行世界哮喘日活动,其宗旨是使人们意识到哮喘是一个全球性的健康问题,宣传前沿的医疗技术,并促使公众和有关当局参与并实施有效的疾病管理。

1998 年 12 月 11 日第一个世界哮喘日的主题是"帮助我们的儿童呼吸"。

2000 年 5 月 8 日第二个世界哮喘日,主题是"让人人正常的呼吸",强调世界各地哮喘的发病率上升情况和疾病的严重性。

2001 年的 5 月 3 日是第三个世界哮喘日,主题是"联合起来战胜哮喘"。

2002 年的 5 月 7 日为第四个"世界哮喘日",主题是"认识哮喘"。

2003 年 5 月 6 日为第五个世界哮喘日,主题是"重视哮喘,健康生活"。

2004 年 5 月 4 日为第六个世界哮喘日,主题是"重视哮喘,减轻负担"。

2005 年 5 月 3 日为第七个世界哮喘日,主题是"哮喘患者未满足的需要",我国主题是"重视哮喘,认识变应性鼻炎"。

2006 年 5 月 2 日为第八个世界哮喘日,主题是"哮喘未满足的需要"。

2007 年 5 月 1 日为第九个世界哮喘日,主题是"哮喘是能够控制的"。

2008 年 5 月 6 日为第十个世界哮喘日,主题是"哮喘是能够控制的"。

　　2009 年至目前,世界哮喘日的主题一直是"哮喘基本是可以控制的"。

　　为响应世界卫生组织的号召,中国哮喘联盟、中国儿童哮喘防治协作组、GINA 推广委员会每年在各国组织各种的活动,例如医药卫生人员培训、患者知识讲座,进行媒体、新闻、报刊等媒体形式的疾病知识宣传,发放海报,组织义诊,发放健康宣教科普资料等。

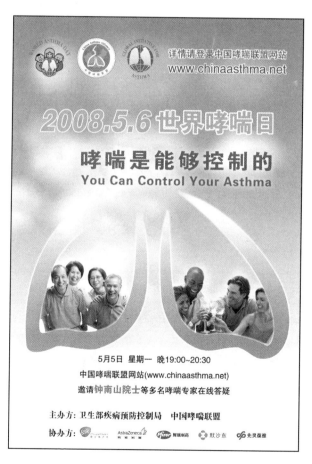

图 10-1　世界哮喘日(2008 年宣传主题)

163. 什么是世界过敏日

由于空气污染、寄生虫感染减少、儿童期传染病减少、家庭生活条件的极大改善、人工乳和代乳食品增多及精神紧张度增加等因素的影响,过敏性疾病在近十几年间至少增加了 3 倍,已经成为全球性的公共卫生问题。预计在今后的 10 年内,工业化国家将有更多的人口将患有过敏。世界卫生组织(WHO)把此类疾病列为"21 世纪重点研究和预防的疾病",从 2005 年起每年的 7 月 8 日被世界卫生组织(WHO)和世界变态反应组织(WAO)确定为"世界过敏日"。

过敏患者的敌人并不是细菌或病毒,而是鲜花、牛奶、面包或豆制品、坚果类食物等。可以说这些变应原无处不在,我们很难完全消除它们。过敏性疾病患者可同时出现鼻炎、哮喘、荨麻疹、结膜炎等,严重时会导致休克,甚至可能发生悬雍垂肿胀,堵塞咽喉造成窒息,危及生命。1978 年北京协和医院对北京地区 6000 余人进行变态反应疾病的调查,约 35% 的人在一生中曾罹患过过敏性疾病。在我国对过敏不能掉以轻心。

164. 全球哮喘防治创议(GINA)

哮喘是当今世界最常见的慢性疾病之一。多年来,美国、英国、澳大利亚等国家哮喘患病率(尤其是儿童)及死亡率逐渐上升。哮喘作为严重的公众卫生问题引起了世界各国的极大关注。

1994 年,在美国国立卫生研究院心肺血液研究所与世界卫生组织的共同努力下,共有 17 个国家的 30 多位专家组成小组,制定了关于哮喘管理和预防的全球策略,并出版了一套名为《全球哮喘防治创议》——简称"创议"(Global Initiative for Asthma, GINA)的系列丛书。这套丛书包括《全球哮喘管理和预防的策略—美国国立心肺血液研究所 / 世界卫生组织工作会议报告》,它包含哮喘的技术性讨论、哮喘的管理、有关临床建议的科学理论和来自科学文献的专业引证;《哮喘的管理和预防》是给公共卫生官员和卫生保健专业人员的实用指南;《哮喘管理和预防的指南袖珍本》是给基层卫生保健专业人员的患者护理信息概括。

全球哮喘管理和预防专家小组以这套系列丛书为依据,与世界各国及中国医药卫生部门进行广泛的合作,在全球及中国推广全球哮喘防治的策略。

自 2002 年以来,GINA 指南进行了二次较大的修改,加强了对哮喘的进一步监测和管理。最近一次较大修订在 2014 年进行。此次修订版提供了全面综合的哮喘防治方法,可适用于不同地区和单独的患者。指南不仅仅关注已有的强力证据基础,同时考虑语言阐述的清晰度,并为临床实践提供可行的实现工具。近年来,全球哮喘防治创议委员会每年对报告进行更新。

 ## 165. 变应性鼻炎及其对哮喘的影响 (ARIA)

随着变态反应性疾病的增多,变应性鼻炎(又称为过敏性鼻炎)作为常见的过敏性疾病越来越受到人们的关注。该疾病已成为一个全球性的健康问题。变应性鼻炎虽不致命,但发病率高,涉及面广,严重影响患者的生活质量和工作学习。为有效对鼻炎进行控制,2001 年世界卫生组织召集全球顶尖的 30 多位耳鼻喉、变态反应、呼吸等相关专业的专家,召开了关于变应性鼻炎的治疗和预防的工作会议,并依据会议内容出版了"变应性鼻炎及其对哮喘的影响"(Allergic rhinitis and it impact on asthma, ARIA)一书。该书对变应性鼻炎的发病机制、诊断、治疗及其与哮喘的关系等进行了广泛深入的论述。它已成为全球

相关专业医师管理变应性鼻炎的指导性文件。在 2008 年 ARIA
委员会对此文件又进行了修订,中国均有译文,进行宣传推广。

? 166. 亚太儿科过敏反应、呼吸与免疫学会(APAPARI)

　　亚洲太平洋儿科过敏反应、呼吸及免疫学会(Asia Pacific
Association of Pediatric Allergy, Respirology and Immunology,
APAPARI)是代表亚洲太平洋地区有关变态反应、临床免疫及
呼吸专业的儿科医师的医学专业组织。为促进亚太地区相关
专业的儿科医师之间的相互交流,最早由陈育智医师和 Pakit
Vichyanond 医师在中国台湾省召开的第二届亚洲太平洋变态
反应与临床免疫会议(APCACI)中提出成立。1997 年在韩国首
尔举行的亚太儿科会议中正式命名为 APAPARI,同时这也是
APAPARI 的首届大会。APAPARI 的宗旨是保持儿科变态反应、
呼吸和免疫领域知识和临床实践的先进性,为患儿提供最佳治
疗,即提高亚太地区变态反应疾病、呼吸系统疾病及免疫系统疾
病的诊疗水平;保持和促进会员的诊断和治疗技术不断更新;
为会员、患者、医师及其他医疗工作人员发展和传播教育提供
信息。

　　1998 年 5 月 13 日在泰国举办了第二届大会,委员们选出
了 Pakit Vichyanond 为第一届主席。此后每年举行一次大会、
委员会或理事会,这些会议曾分别在马来西亚的吉隆坡、澳大
利亚的悉尼、泰国曼谷、日本东京、新加坡、中国香港、印尼雅加
达、菲律宾的马尼拉举行。2008 年 10 月即将在新加坡召开第
九次会议。2007 年在泰国世界变态反应大会上,提出在中国
召开 APAPARI 会议,并随后定于 2009 年 4 月在中国苏州召开
APAPARI 第十次会议。APAPARI 下次会议将于 2017 年 11 月
4~5 日在北京举行。

167. 全国儿科哮喘协作组

1987年4月在四川成都,在由中华医学会儿科学分会呼吸学组召开的全国第一届儿科呼吸会议上,在张梓荆、叶培、江载芳、俞善昌等老专家的关怀和支持下,正式成立了全国儿童哮喘防治协作组。全国共分成中南、华东和华北片。由前中华医学会儿科分会呼吸学组组长,首都儿科研究所陈育智医师总负责。

全国儿科哮喘协作组成立20年,极大促进全球哮喘防治创议(GINA)在中国的传播,加强我国儿科医师尤其是儿科呼吸专业医师之间的学术交流,并先后进行了3次全国儿童哮喘发病率的流行病调查,摸清了我国城市儿童哮喘的发病规律和诊疗现状。使我国儿科哮喘防治事业得到了很大发展,提高了我国儿童哮喘的诊疗水平。

中华医学会儿科学分会呼吸学组于2014年10月在上海召开了新一届哮喘协作组的成立及工作启动仪式,儿童哮喘领域的前辈陈育智教授、洪建国教授等百余名专家学者参加了成立新一届哮喘协作组的揭牌仪式。新一届儿童哮喘协作组成员由全国60位哮喘专家组成,鲍一笑担任哮喘协作组组长。

新一届的哮喘协作组成立后,我们立即致力于以下工作.

(1) 成立省级和区域级哮喘协作组:2015年在24个省市成立了各自的哮喘协作组,成员单位达到1225家。2016年持续进行这项工作,完成由2000家医院参加的协作网建设。

(2) 推进儿童哮喘标准化门诊建设:在2016年3月哮喘协作组工作会议在余姚召开,会上讨论了标准化儿童哮喘门诊建设计划。2017年2月出版了《儿童哮喘标准化门诊建设和规范化管理》一书,为各地儿童哮喘门诊建设提供参考依据,并在浙江余姚、东阳等地建立了标准化门诊的示范中心。

(3) 推进信息化管理建设工作:建立儿童哮喘管理信息化平台和电子峰流速仪,开展中国儿童哮喘行动计划。

(4) 学术会议和科普活动:各地举办数十场学术交流活动,于哮喘日在各地举办数十场科普教育活动。参加 ATS\ERS\EAACI 等国际学术交流。

(5) 完成儿童哮喘指南 2016 年版,发表在中华儿科杂志 2016 年第 3 期上。建立哮喘基因预测模型发表在 2016 年 *Pediatric Pulmonology* 上。初步建立 6 岁以下儿童哮喘诊断标准。

(6) 推出儿童哮喘协作组每月通讯 12 期,2017 年 2 月开始推出儿童哮喘和过敏微信公众号。

168. 全球防治慢性呼吸疾病联盟（GARD）

资料表明,目前有成千上万的人罹患呼吸疾病,其中包括 3 亿哮喘病患者、8000 万中/重度慢性阻塞性肺病（COPD））患者和成百万轻度慢性阻塞性肺病、变应性鼻炎及其他常被漏诊的慢性呼吸疾病的患者。目前,全球慢性呼吸疾病的患病率呈上升趋势,造成了很大的社会经济负担。对呼吸疾病的认识、诊断和治疗普遍存在不足。为了应对慢性呼吸道疾病的困扰,2006 年 3 月 28 日全球抗击慢性呼吸疾病联盟在北京正式启动。来自 20 多个国家的近 200 名专业组织和学术机构的代表参加了联盟启动仪式(图 10-2)。联盟是由 41 个国家和国际组织组成的国际联盟,旨在通过资源整合,加强监测、预防和治疗工作,降低慢性呼吸疾病给全球造成的负担。

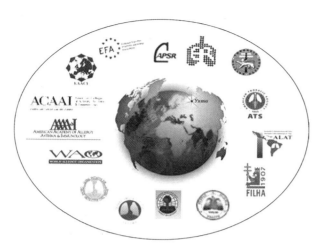

图 10-2　全球防治慢性呼吸疾病联盟

169. 中国哮喘联盟

我国人口庞大，哮喘患病率逐渐增加，但目前我国哮喘防治状况与《全球哮喘防治创议（GINA）》的目标存在较大差距。其中最主要的原因是治疗上存在许多不规范的地方。因此，规范化治疗的宣传普及工作亟待加强。有必要加强专业交流、医患沟通、推广规范治疗、发展适合国情的防治方案。2006 年在郑州"中国哮喘联盟"由中华医学会呼吸病学分会哮喘学组组织成立，旨在推广国内外成功的哮喘防治经验，加强医师培训，开展全国范围内的哮喘防治研究，并摸索出一条具有中国特色的哮喘防治之路。借此建立有效的哮喘管理体系，最大限度地改善中国的哮喘控制状况。

目前，2016 年全球防治慢性呼吸疾病联盟（GARD）资料显示，罹患慢性呼吸系统疾病的患者众多，其中包括哮喘患者 3 亿、COPD 患者 2.1 亿、变应性鼻炎患者 4 亿、呼吸睡眠暂停 1 亿以上。

CARD 希望政府参与例如巴西政府的健康 - 无价政策，向公立医院药房内免费提供倍氯米松和沙丁胺醇定量气雾剂及政府补贴私人药房，亦能免费提供此药，仅通过此简单、低花费的政策可更有效地管理慢性呼吸系统疾病，减少住院率和经济费用，使患者实现真正的自由呼吸。

⑦ 170. 北京联众过敏与哮喘健康促进中心

北京联众过敏与哮喘健康促进中心是由医护人员、患者家属和来自社会各界的志愿者自愿组成的，以科普宣传为目的的非营利性公益组织，其前身是 2011 年成立的中国过敏与哮喘医患联盟（CAAPP）。该组织于 2014 年在北京民政局正式注册。组织成立后通过出版科普书籍、哮喘和过敏知识医患教育、哮喘儿童运动会、哮喘儿童夏令营等公益活动，让过敏与哮喘的治疗和预防工作走出医院，走进大众的日常生活，其工作逐渐得到社会各界的认可。